PRÉCIS
DE L'HISTOIRE
DE LA
PETITE VÉROLE

SUIVI

D'UN MODE DE TRAITEMENT

CONSTITUTIONNEL ET LOCAL

QUI REND CETTE MALADIE RELATIVEMENT SANS DANGER

ET PREVIENT

DES DIFFORMITÉS CAUSÉES PAR L'ULCÉRATION DE LA PEAU.

PAR

HENRY GEORGE M. R. C. S.

Auteur d'un Essai sur le choléra-morbus.

PARIS

IMPRIMERIE DE L. MARTINET,

RUE MIGNON, 2.

1853

PRÉCIS

DE L'HISTOIRE

DE LA PETITE VÉROLE

ET

DE SON TRAITEMENT.

PRÉCIS
DE L'HISTOIRE
DE LA
PETITE VÉROLE

SUIVI

D'UN MODE DE TRAITEMENT

CONSTITUTIONNEL ET LOCAL

QUI REND CETTE MALADIE RELATIVEMENT SANS DANGER

ET PRÉVIENT

CES DIFFORMITÉS CAUSÉES PAR L'ULCÉRATION DE LA PEAU.

PAR

HENRY GEORGE M. R. C. S.

Auteur d'un *Essai sur le choléra-morbus.*

PARIS

IMPRIMERIE DE L. MARTINET,

RUE MIGNON, 2.

1853

DÉDICACE

DE LA PREMIÈRE ÉDITION.

A S. A. R. LE PRINCE AUGUSTE FRÉDÉRIC,

DUC DE SUSSEX, ETC.,

Cet ouvrage est respectueusement dédié,

Avec la plus profonde gratitude pour la condescendance qui veut bien l'accepter, et le plus profond respect pour le haut rang et le caractère élevé de Son Altesse Royale,

Par son dévoué et humble serviteur,

HENRY GEORGE.

AVERTISSEMENT.

Mon plus ardent désir est de me rendre utile dans ma profession ; si les observations suivantes aident à établir un seul axiome dans la science médicale, ou contribuent à alléger une partie des maux auxquels l'homme semble destiné, mon ambition est satisfaite.

Phillimore-Place. Kensington, 1833.

DÉDICACE

DE LA SECONDE ÉDITION.

AU CORPS DES MÉDECINS ET CHIRURGIENS,

Cet Essai sur la petite vérole *est offert, avec un sentiment de profond respect,*

Par leur très humble et très obéissant serviteur,

Henry GEORGE.

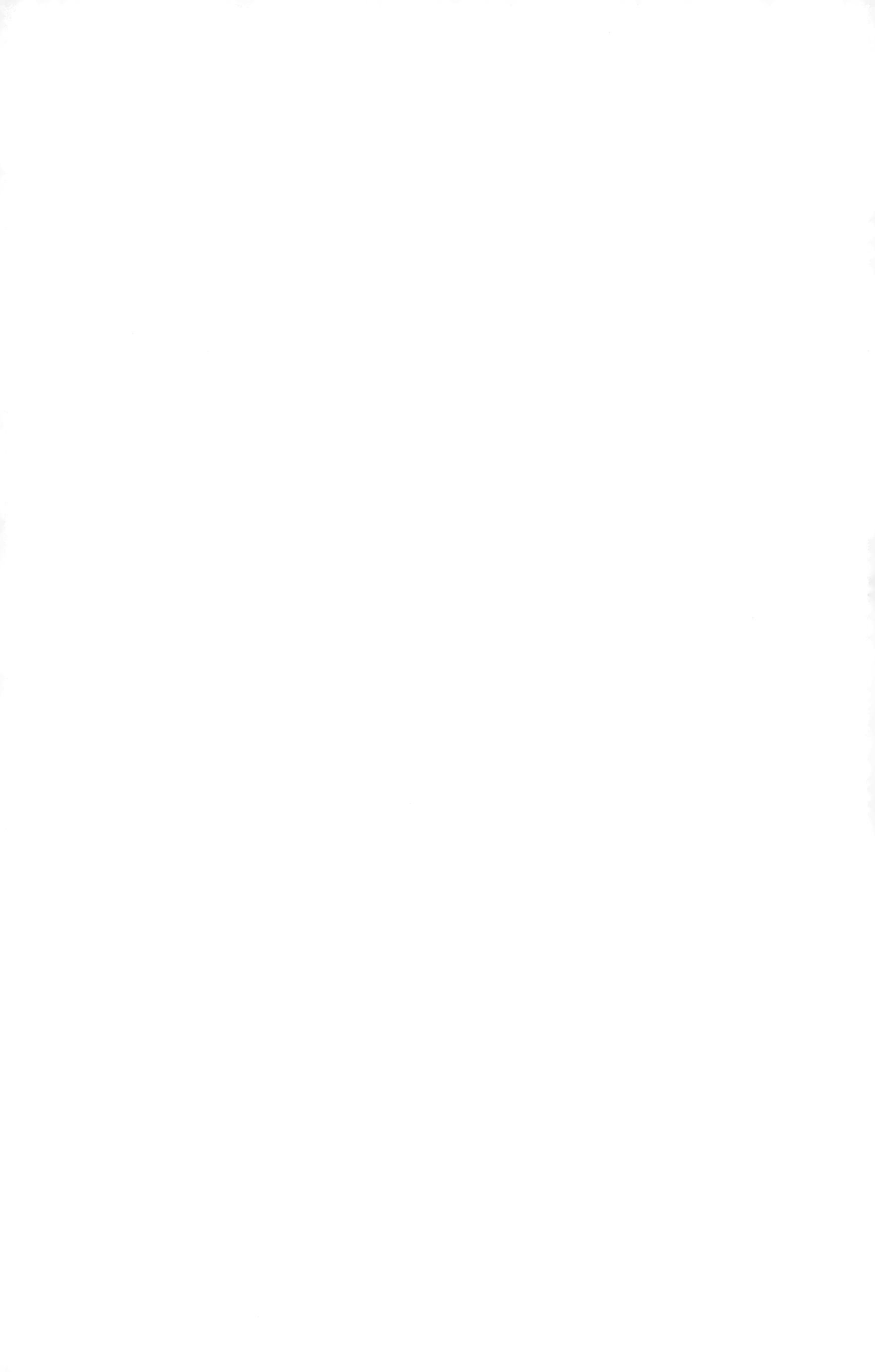

AVERTISSEMENT

DE LA SECONDE ÉDITION.

Plein d'un souvenir reconnaissant pour les recherches médicales de M. Laënnec, l'auteur offre, avec un sentiment de profond respect, cette seconde édition de son *Essai sur la petite vérole* à la considération des médecins et chirurgiens français.

4, Hornton-Villas, Kensington, près Londres.

A MES CONFRÈRES DE FRANCE.

Je viens de citer particulièrement, avec respect et gratitude, le nom de M. Laënnec; mais je sais parfaitement que d'autres hommes éminents de la nation française, par leurs travaux en médecine et en chirurgie, ont rendu d'importants services à l'humanité.

Voici les motifs de l'hommage particulier que je rends ici à l'illustre médecin breton.

Ses opinions sur l'usage du tartrate de potasse antimonié (émétique) dans quelques variétés de la pulmonie m'ont souvent, pendant ma longue pratique médicale, tiré de difficultés pénibles et autrement insurmontables.

L'objet de cet essai étant purement pratique, j'ai, à dessein, évité toute discussion sur les caractères distinctifs de cette maladie multiforme. Pour moi, je pense que toutes ses variétés, depuis la plus légère jusqu'à la plus confluente, sont étroitement alliées; et mon opinion est que l'on doit éviter avec soin le cas même le plus léger de varicelle, pendant le règne d'une petite vérole épidémique. En effet, j'ai souvent eu l'occasion d'observer presque toutes les variétés de cette maladie, exerçant en même temps leurs ravages dans la même maison.

Est-il plus raisonnable de supposer qu'un même

principe d'infection produise ces variétés, ou que le principe d'infection particulier à chacune existe en même temps dans l'atmosphère, et choisisse ses victimes? Mais n'allons pas plus loin sur ce terrain brûlant. Je ne me sens nulle disposition à raviver une dispute qu'un médecin anglais remarque avoir été jadis si violente, que chaque nation de l'Europe y envoya, comme dans les croisades, ses propres champions, et que cette guerre médicale a duré plus longtemps que les guerres saintes elles-mêmes.

J'avoue qu'un esprit d'empirisme caractérise une partie de cet *Essai*, et demande un jugement bienveillant. Mais, empirique ou non, je ne puis abandonner une position que Laënnec lui-même regardait comme *plus que tenable*. Dans son *Traité de l'auscultation médiate*, tome Ier, page 576, il dit :

« J'abandonne cette question théorique, dans laquelle je ne suis entré qu'à regret, bien convaincu que l'*empirisme raisonné* et l'observation sont les seules voies par lesquelles la médecine puisse faire des progrès réels, et les médecins acquérir des connaissances positives et applicables au soulagement de l'humanité souffrante. »

J'avoue même que je suis étonné des effets de ce remède (le tartre stibié), et l'extrait suivant du *Traité de l'auscultation médiate* de M. Laënnec, tout incroyable qu'il puisse paraître à quelques personnes, je l'admets moi, sans la moindre hésitation, comme entièrement vrai.

L'auteur remarque, volume Ier, page 498 :

« Quelquefois même un malade qui paraissait voué à une mort certaine, est, au bout de quelques heures, hors de tout danger, sans avoir éprouvé aucune crise, aucune évacuation, aucun autre changement notable, en un mot, qu'une amélioration progressive et rapide de tous les symptômes : et l'exploration de la poitrine montre la raison de ce changement subit par l'apparition de tous les signes de la résolution. »

En parlant aussi des fréquentes rechutes qui ont lieu quand ces cas sont traités par la saignée, M. Laënnec observe, page 499 :

« Je puis affirmer, au contraire, que je n'ai jamais vu de recrudescence semblable sous l'influence du tartre stibié, » opinion que ma propre expérience confirme avec une entière certitude.

Me sera-t-il permis, enfin, de citer, avec le sentiment d'un orgueil excusable, l'opinion d'un médecin anglais qui eut dans le monde une position distinguée, et dont le talent dans l'art de guérir fait regretter la perte? Le docteur Gooch, dans ses *Considérations sur les maladies des femmes*, observe : « que les effets des remèdes sur une mala-
» die, s'ils sont soigneusement observés, forment
» la partie la plus importante de l'histoire de cette
» maladie, pareils en cela aux expériences de la
» chimie, qui souvent découvrent d'importantes
» différences dans des objets qui jusqu'alors pa-
» raissent exactement semblables. »

CHAPITRE PREMIER.

HISTOIRE DE LA PETITE VÉROLE.

L'époque à laquelle cette formidable maladie parut la première fois dans le monde est, encore à présent, une question controversée parmi les savants. Les archives médicales ne possèdent aucun document donnant une description claire et positive de ce fléau, d'une date antérieure au temps où vivait Rhazès. Ce médecin arabe, connu aussi sous le nom d'Albubécar Mohammed, habitait Bagdad, au IXe siècle de l'ère chrétienne, et ses observations sur un grand nombre de maladies lui valurent en Europe le nom de *Galien de l'Orient.* Dans son *Traité de la petite vérole*, il cite un auteur de date beaucoup plus ancienne, Aaron, juif d'Alexandrie, et médecin fameux, qui pratiquait dans cette ville vers le commencement du VIIe siècle. Les œuvres de ce médecin juif ont probablement péri dans quelqu'une de ces révolutions dévastatrices dont l'histoire d'Orient nous présente de si nombreux et si lamentables exemples. Dans la suite de cet essai on verra (et ceci semble augmènter notre dette de gratitude envers ce peuple étonnant et éprouvé) que c'est d'un Israélite que le monde reçut les premiers et les plus précieux conseils dans l'art de traiter cette terrible maladie. Le *Traité de la petite vérole*, écrit par Aaron, contient le passage suivant :

« *Et cum sunt digestæ* (les pustules), *jaceat patiens super farina rizis et fumigetur cum foliis myrti olivarumque et dessiccabuntur.* »

Cette phrase contient, j'en suis convaincu, un conseil pratique de la plus grande utilité, un conseil renfermant des principes de thérapeutique capables de rendre cette maladie comparativement sans danger, soit qu'on la considère dans ses conséquences mortelles, ou seulement comme produisant ces dégoûtantes coutures qui défigurent ses victimes. Si je ne dis pas qu'un *méchant Turc*, Rhazès, est au premier rang de ceux qui ont contribué à la ruine de ces principes, j'affirme que ce porteur du turban a plus tard, par ses erreurs, conduit à leur oubli complet dans la pratique.

On me croira, je pense, quand j'affirmerai que j'ignorais l'avis d'Aaron, jusqu'au moment où, ayant reconnu les avantages immédiats d'un tel mode de traitement, je fus conduit à consulter sur cette maladie les meilleures autorités.

Quoique les annales de la médecine ne contiennent aucune description claire de cette maladie antérieurement au VIIe siècle, l'opinion que ce fléau existait en Europe et en Asie avant la naissance du Sauveur n'est pas sans avoir des avocats distingués et puissants. Cette croyance est fondée sur ces descriptions imparfaites de maladies épidémiques, qui se trouvent dans les ouvrages des médecins de l'antiquité et dans ceux des historiens et des poëtes de ces temps reculés. Il est impossible de lire ces autorités sans se convertir, jusqu'à un certain point, à leur opinion.

Rhazès est la seule autorité que nous possédions pour établir la première apparition de cette maladie en Afrique. Il émet l'opinion que la petite vérole existait en Arabie au IIe siècle; et, pour confirmer sa première existence dans cette partie du monde, toute source d'investigation nous est malheureusement refusée.

Ce fut vers le commencement du dernier siècle que de Haën émit son opinion sur la grande antiquité de la petite vérole. Il n'appelle pas seulement, à l'appui de ses idées, les autorités médicales, mais des passages d'Horace, de Quintilien, et de beaucoup d'autres anciens auteurs, qui semblent prouver que cette maladie s'était établie en Europe avant l'ère chrétienne, et fit sa première apparition chez les Grecs et les Romains.

Werlhoff entreprit la réfutation de ces assertions, et l'on doit reconnaître qu'il a réussi à en rendre plusieurs douteuses. De cette controverse ont surgi les opinions contradictoires suivantes, dont chacune est défendue par des hommes de talent et d'érudition :

1° Que ce fut au VIe siècle que la petite vérole parut d'abord en Afrique et dans le monde ;

2° Qu'elle existait en Europe antérieurement à l'ère chrétienne ;

3° Qu'elle fut introduite en Europe vers le XIIe siècle ;

4° Qu'elle fut connue dans l'Indoustan dès l'antiquité la plus reculée, et y prit naissance ;

5° Qu'elle se manifesta d'abord chez les anciens Grecs et les Romains.

Le témoignage de Rhazès a clairement établi l'existence de cette maladie en Afrique, au milieu du VIIe siècle. Parmi les témoignages tendant à prouver sa première apparition dans cette partie du monde, on peut citer deux manuscrits arabes : l'un découvert par le docteur Reiske, dans la bibliothèque publique de Leyde; l'autre, en Afrique, par le célèbre voyageur Bruce. Ces deux ouvrages établissent l'existence et font une peinture effrayante des effets destructeurs de cette maladie dans l'armée abyssine, pendant le siége de la Mecque, en 569. Admettant ce fait, qui sûrement paraît établi par des preuves suffisantes, on est nécessairement conduit à cette conclusion, que la maladie existait en Afrique, à cette période, et que les auteurs arabes nous ont laissé un récit clair et intelligible de l'épidémie. Mais ce point ne peut être établi d'une manière si satisfaisante, qu'il soit considéré comme preuve que cette maladie fût inconnue dans les autres parties du monde. Cette conséquence est d'autant moins plausible, qu'il existe des documents dans lesquels le terme même de *variole* est employé pour caractériser une maladie alors régnante; et ces mêmes documents établissent comme probable ce fait, que trois ans après le siége de la Mecque, et même à l'époque de ce siége, les provinces méridionales de la France, et une partie de l'Irlande, étaient ravagées par ce fléau.

Le plus ancien témoignage qui établisse l'apparition de la petite vérole en Europe, se trouve dans un manuscrit encore existant au Muséum britannique, et écrit partie en saxon, partie en latin. On y lit que : « Saint Nicaise, évêque de Reims, et martyr en l'an 452, avait été affligé d'une espèce de variole ; » ce qui fait remonter l'existence de cette maladie en Europe à une époque bien antérieure à celle de sa prétendue origine en Arabie. On lit aussi dans les Chroniques de Marius : « Cette année, 569 de J.-C., une fièvre violente, accompagnée de dévoiement et de *variole*, a désolé en même temps l'Italie et la France. » Mais une autorité moins douteuse, et certainement plus claire, plus décisive, nous est offerte dans la relation suivante de Grégoire de Tours. « L'an dernier, dit-il, période un peu postérieure à l'année 573, le pays de Tours fut désolé par une horrible maladie pestilentielle. Telle était la nature du mal, qu'une personne, après avoir été saisie d'une violente fièvre, était couverte de vésicules et de petites pustules ; les vésicules étaient blanches, dures, sèches et très douloureuses ; si le patient survivait à leur maturité, elles s'ouvraient et commençaient à suppurer, et alors la douleur devenait bien plus intense par l'adhérence des draps ou des habits au corps du malade. » Je ne puis m'empêcher d'observer que Grégoire de Tours a été cité avec une égale confiance, à l'appui de leurs opinions, et par ceux qui maintiennent, et par ceux qui nient la grande antiquité de cette maladie en Europe. M. Moore, qui s'est arrêté à l'opinion que la petite vérole a régné en Chine et dans l'Indoustan, dès la plus haute antiquité, sans s'être étendue aux nations plus méridionales avant le milieu du VIe siècle, dit dans son *Histoire de la petite vérole* : « S'il existait le moindre doute sur ce sujet, le témoignage de Grégoire, évêque de Tours, le détruirait. Ce saint fut témoin oculaire de la maladie, et si l'on excepte une comparaison de son récit, il l'a décrite avec une grande précision, dans les termes suivants : « Quand cette calamité fondit sur le pays, elle y occasionna, dans toute son étendue, une telle dépopulation, que le nombre des morts ne se pouvait compter, et quand les tombes et les cercueils manquaient, dix cadavres, et même davantage, étaient enterrés dans la même fosse. Un dimanche, trois cents cadavres furent comptés dans la seule église de Saint-Pierre. La mort était prompte; car un ulcère se déclarait dans l'aine ou sous les bras, et les patients, comme s'ils étaient mordus par un serpent, étaient infectés de venin à tel point qu'ils mouraient le second ou le troisième jour. » Sur quoi M. Moore observe que : « Cette maladie n'était évidemment pas la petite vérole, mais la peste sous sa forme la plus destructive. » Je ne prétends point avoir vu les documents originaux d'où sont extraits ces passages. Mais la première citation de Grégoire est donnée sur l'autorité du docteur Willan qui, avec toute apparence de justice, et presque dans les mêmes termes que M. Moore, remarque que : « Cette maladie n'était évidemment pas la peste, mais la petite vérole, dans sa forme la plus destructive. »

La justesse de ces deux conclusions est évidente, et paraît établir l'opinion que l'évêque de Tours fut non seulement témoin oculaire et chroniqueur fidèle du fléau, tel qu'il exista en 571, mais fut aussi observateur d'une maladie éruptive qui régna quelque temps après l'an 573. La description de cette maladie semble être une peinture assez fidèle de la petite vérole du XIXe siècle.

Abdomnan, savant écossais, fait le récit suivant de l'apparition, en Irlande, d'une maladie assez semblable à la petite vérole. Voici ce qu'il raconte : « Saint Colomban, assis sur Dunmoor, petite colline d'Iona, aperçut, vers le nord, un nuage épais s'élever du sein de la mer. Ce nuage, dit le saint, deviendra bien funeste pour les hommes et le bétail. En passant rapidement sur une grande partie du pays des Scotts, il répandra, vers le soir, une pluie mortelle, qui occasionnera de cruelles ulcérations purulentes sur le corps de l'homme et sur le pis des femelles d'animaux; de sorte que, hommes et bêtes, également accablés par la maladie virulente, auront peine à en réchapper, la vie sauve. »

Nous sommes ainsi amenés à croire ou que cette maladie, dans l'espace de quelques mois, s'était répandue du centre de l'Afrique presque à l'extrémité nord de l'Europe, ou qu'au VIe siècle le fléau ravageait en même temps chaque division du monde connu.

Il ne manque point d'avocats pour prouver que l'Indoustan fut le berceau de cette maladie. Mais les histoires primitives de l'Inde sont si profondément enveloppées de fables, que la seule conclusion positive qu'on en puisse tirer, est que l'origine de la petite vérole, dans cette partie du monde, n'est pas de date récente.

Nous pouvons sourire de la précision avec laquelle les Chinois, eux aussi, essaient d'établir la première apparition du mal parmi eux. Cependant, quand on se rappelle que pour ce peuple *un millier d'années n'est qu'un jour*, on peut croire que la période de onze cent vingt-deux ans avant le Christ, qu'ils fixent, avec une spécieuse exactitude, comme date de son origine, établit la probabilité qu'ils furent visités par ce fléau au moins aussi anciennement que les autres peuples du globe. Ce qui tend à appuyer cette opinion, ce sont les apparentes indications d'une grande expérience dans le traitement de la maladie, indications trouvées chez les Chinois, il y a plus d'un siècle.

Il paraît ainsi plus que probable qu'au VIe siècle le monde fut généralement et fatalement visité par cette horrible peste. Établir clairement le fait de son existence antérieure est une entreprise beaucoup plus difficile, bien que cette opinion puisse s'appuyer sur d'imposants témoignages. Rhazès a exprimé la croyance que cette maladie existait au IIe siècle. La réputation qu'il a laissée d'avoir été un laborieux savant donne à ses assertions tout droit à la confiance et au respect. Il est aussi fort probable que sa croyance, il la puisait à des sources dont nous ont privés les accidents variés qui ont dû se produire dans le cours de tant de siècles, et qu'elle eût reçu une éclatante confirmation si ses ouvrages nous étaient parvenus tout entiers. Il croit positivement que Galien connut cette maladie; et quoique les descriptions de l'auteur grec soient, par de respectables autorités, jugées vagues et indécises, on peut expliquer pourquoi elles sont ainsi, par ce fait que, parmi les anciens, les effets locaux des maladies pestilentielles étaient plutôt regardés comme des variétés, produites par des circonstances accidentelles, que comme indiquant des différences spécifiques dans les maladies elles-mêmes. C'est cette circonstance qui donne un caractère suffisant d'authenticité au témoignage des auteurs grecs, quant à l'existence de la petite vérole, de leur temps, pourvu que nous puissions découvrir dans leurs ouvrages quelque esquisse générale des traits caractéristiques de la maladie. Dans les auteurs du Ier, du IIe et du IIIe siècle qui nous restent, on peut trouver beaucoup de descriptions de ce genre. Rufus, médecin célèbre d'Éphèse, nous dit, dans la dernière moitié du Ier siècle, que, durant le règne du fléau, on peut s'attendre à tout ce qu'il y a de plus effrayant, et que rien, comme dans beaucoup d'autres maladies, n'est retenu en particulier. Les symptômes sont divers : il y a différentes sortes de délires, de vomissements, de bile, tension des hypochondres, une sensation d'inquiétude, des sueurs fréquentes, refroidissement des extrémités, diarrhée bilieuse, avec leurs déjections flatueuses. Chez quelques uns, l'urine est claire comme de l'eau ; chez d'autres, bilieuse ; enfin, dans certains malades, elle est noire et dépose un sédiment et énéorème de la pire sorte. Il y a hémorrhagie des narines, chaleurs d'estomac, sécheresse de la langue, insomnie, fortes convulsions; et, outre d'autres ulcères malins, la terrible anthakodia (gangrène inflammatoire, ou charbon) peut, pendant la *loimos*, ou peste, se déclarer aussi bien sur le reste du corps que sur la face et les amygdales. Galien nous dit aussi que cette grande *loimos*, ou peste, avait des traits de ressemblance avec la peste d'Athènes, telle qu'elle exista au temps de Thucydide. La peau était d'une chaleur modérée, de couleur sombre, rouge ou livide, excoriée par de petites phlyctènes ou ulcérations. Dans une autre partie de ses ouvrages il dit : « La diathèse putride occasionne quelquefois de considérables ruptures de la peau, de sorte qu'on peut voir clairement les veines à nu. Ceci arriva sur toutes les parties du corps, durant le règne, en Asie, du charbon épidémique; ce qui faisait croire aux spectateurs qu'ils voyaient dans les patients plutôt des singes que des hommes. »

Rien ne peut, mieux que ce passage de Galien, donner une idée claire de l'horrible spectacle que présente la petite vérole confluente parvenue à son dernier période. Mais, indépendamment du témoignage des médecins, nous avons aussi celui de

Philon, philosophe juif, qui nous a laissé le récit d'une peste existant au Ier siècle. Voici comment il s'exprime : « Un nuage de poussière, tombant soudainement sur les hommes et les animaux, produisait sur toute l'étendue de la peau une cruelle et incurable ulcération. Le corps était immédiatement tuméfié et couvert d'éruptions ou purulences qui ressemblaient à des vésicatoires produits par un feu interne et secret. Les hommes éprouvant nécessairement une grande douleur, dans un état d'ulcération et d'inflammation générale, ne souffraient pas moins de corps que d'esprit, car un ulcère les couvrait de la tête aux pieds. Ces éruptions, répandues d'abord sur les membres et dans d'autres parties du corps, finissaient par s'unir, de façon à présenter une surface uniforme dans toute la personne atteinte. »

Ces détails sur les éruptions qui accompagnèrent les épidémies du Ier siècle, rendent impossible la supposition que ce fût la peste qui, à cette époque, dépeuplait le monde; il n'y est nullement parlé du bubon ou du charbon, quoique ces affections locales soient des symptômes de cette maladie. Que ce fussent des maladies éruptives, c'est ce qu'il est impossible de nier, et que les descriptions de ces maladies soient plus caractéristiques de la petite vérole que d'aucun autre genre d'exanthèmes, c'est ce que bien des gens admettront.

Nous avons bien peu de témoignages pour établir la probabilité de l'existence de la petite vérole avant l'ère chrétienne. Ceux qui affirment qu'elle exista en Europe et en Asie, dans ces temps reculés, fondent leur croyance sur les preuves qu'ils trouvent dans les ouvrages de Tite-Live, de Lucrèce, de Sophocle, d'Orose, etc. Lucrèce dit, en décrivant la maladie pestilentielle qui dépeupla Athènes : « Tout le corps devenait rouge, étant couvert de vésicules et de pustules enflammées. » Hérodote dit aussi : « Au commencement de cette grande peste, tout le corps d'un jeune enfant fut couvert d'ulcérations. » Sénèque, amplifiant encore le récit donné par Sophocle de la peste de Thèbes, a écrit ce beau passage : « O, s'écrie-t-il, nouvel et effroyable aspect de la mort, et pire que la mort même! Une invincible langueur enchaîne les membres engourdis, une vapeur brûlante consume le corps et fait monter le sang aux joues empourprées; de petites taches marquent la peau, les yeux sont tendus; un sang noir, brisant les veines, dégoutte des narines contractées, tandis qu'une respiration haletante et étouffée ébranle la vie jusqu'en ses fondements intimes. »

Ce témoignage de Sénèque n'est pas sans quelque valeur. Ses expressions : « De petites taches marquent la peau, les yeux sont tendus, et le feu sacré consume les membres, » ne peuvent, en aucune manière, s'entendre de la peste ou de l'érysipèle. Le terme *feu sacré* se trouve aussi dans beaucoup de vieilles chroniques du XIe et du XIIe siècle, appliqué à la description de la petite vérole. « Le peuple mourait misérablement, leurs membres étant brûlés par un feu sacré qui les rendait noirs. »

Telles sont, en partie, les preuves qui ont servi à soutenir l'opinion que « la petite vérole est une maladie très ancienne dans le monde (p. 17). » Mais celles de ces preuves qu'on a recueillies dans les ouvrages des historiens et des poëtes de l'antiquité peuvent, peut-être, être rejetées comme sans valeur par ceux qui considèrent cette classe d'écrivains comme autorités compétentes seulement pour peindre les mœurs et coutumes des différents âges où ils ont vécu.

Mais les plus hautes autorités peuvent être invoquées pour maintenir que le témoignage de ces auteurs, même à l'égard de la nature des maladies, a droit à la plus scrupuleuse attention. Sir H. Halford conclut ainsi un *Essai sur la folie :* « Ainsi, quelques descriptions, œuvres de poëtes, et regardées comme fruits de l'imagination, ont été observées dans la vie réelle; et s'il était possible que le médecin recueillît et appliquât les courtes descriptions de diverses maladies, jetées çà et là, par les grands poëtes de l'antiquité, il pourrait non seulement éclaircir la vérité des peintures dues à ces attentifs observateurs de la nature, mais encore y puiser quelques idées utiles qui aideraient ses propres observations sur la maladie. »

Il peut sembler étrange que l'origine d'un si horrible fléau soit enveloppée de tant d'obscurité, et que les recherches de tant d'hommes de talent n'aient conduit à d'autre conclusion positive que celle-ci, à savoir, la grande antiquité de la maladie. Où et quand elle parut, la première fois, demeure encore un point de doute et de recherche : circonstances qui paraissent destinées à défier nos plus attentives investigations.

CHAPITRE II.

SOURCE ET FATAL EFFET DE LA PETITE VÉROLE. — QUELQUES DÉTAILS SUR LES DIFFÉRENTS MODES DE PROPAGATION. — COURT EXPOSÉ DES MOYENS QUI ONT ÉTÉ RECOMMANDÉS POUR EN DIMINUER LA VIOLENCE ET EN PRÉVENIR LES ATTEINTES.

Le docteur Jenner fut, je crois, le premier qui pensa que cette maladie a son origine dans nos animaux domestiques. Cette opinion devient probable par des témoignages plutôt frappants que positifs. Dans ses recherches sur les causes et les effets de la vaccine, ou variole de la vache, voici ce qu'il dit : « Ne peut-on raisonnablement conjecturer que la source de la petite vérole est une matière morbide d'une nature particulière, engendrée par une maladie du cheval, et que des circonstances accidentelles peuvent s'être maintes fois reproduites, effectuant de nouveaux changements dans ce virus, jusqu'à ce qu'il ait acquis la forme contagieuse et maligne sous laquelle nous le voyons ordinairement exercer parmi nous ses ravages? Et tenant compte du changement que subit le germe d'infection, en produisant la maladie de la vache, ne pouvons-nous pas concevoir qu'un grand nombre de maladies contagieuses, aujourd'hui existantes, doivent leur caractère actuel non à une simple, mais à une complexe origine? Est-il difficile d'imaginer, par exemple, que la rougeole, la fièvre scarlatine, les affections ulcéreuses de la gorge, accompagnées de taches sur la peau, ont toutes jailli de la même source, revêtant quelques variétés dans leurs formes, selon la nature de leurs nouvelles combinaisons? La même question peut être faite touchant l'origine de beaucoup d'autres maladies contagieuses, qui ont entre elles une frappante analogie. » Le passage suivant de Virgile paraît bien frappant, après les observations du docteur Jenner.

Nam neque erat coriis usus ; nec viscera quisquam
Aut undis abolere potest, aut vincere flammâ ;
Nec tondere quidem morbo illuvieque peresa
Vellera nec telas possunt attingere putres.
Verum etiam invisos si quis tentârat amictus,
Ardentes papulæ, atque immundus olentia sudor
Membra sequebatur : nec longo deinde moranti
Tempore contactos artus sacer ignis edebat.

Ces conjectures du docteur Jenner offrent un caractère d'observation tellement exacte, elles semblent respirer si fortement le véritable esprit des investigations philosophiques, que, dans l'état actuel de nos connaissances, on n'éprouverait que du regret à les voir clairement et victorieusement contredites. Nous devons reconnaître qu'aucun fait positif ne leur donne la force d'une vérité; mais il semble naturel, néanmoins, de s'y attacher de préférence à toutes les autres conjectures qui nous sont offertes. Aussi, peu de personnes, je pense, seront disposées, soit à adopter les idées d'un écrivain distingué, mort récemment, et à qui une telle recherche semblait complétement oiseuse, à savoir, « que la petite vérole est évidemment contemporaine de la création, ou naquit plus tard; et que, selon les premiers principes du raisonnement, on peut inférer que les mêmes causes qui la produisirent originairement, peuvent la reproduire, sans contagion; » soit à se ranger à l'opinion « que cette maladie est le produit d'une contagion particulière, qui se reproduit dans les pustules qu'elle engendre. »

C'est une pénible tâche de constater les funestes effets qui ont quelquefois suivi le règne de cette épidémie. Son introduction dans l'Amérique méridionale nous présente une peinture, sans parallèle, de mortalité et de misères. Trois millions d'habitants de ce malheureux pays, après sa découverte par Christophe Colomb, furent, dans l'espace de quelques années, victimes de cette pestilence ; et, à une époque aussi rapprochée que l'an 1780, dix mille personnes furent emportées, dans les seules villes de Mexico et de Puébla. Et, même depuis la découverte de la vaccine, ce beau pays ne peut se flatter d'avoir été entièrement à l'abri de *l'épreuve de cette calamité*. Elle se déclara à Norwich en 1807 ; la contagion atteignit promptement mille deux cents individus, et il en périt environ un sur six.

Il est à regretter que la petite vérole ne se puisse classer parmi ces maladies dont la virulence semble s'adoucir avec le temps. Quelquefois elle paraît passer sur nos têtes et nous atteindre à peine ; à d'autres époques incertaines, elle revient comme le fléau le plus formidable qui afflige l'espèce humaine. Le docteur Jenner a laissé le récit d'une variole épidémique qui régna dans le Glocestershire, en 1791. « Elle était, dit-il, d'une espèce si bénigne, qu'à peine un accident fatal en résultait, et par suite, le bas peuple la redoutait si peu, que les gens de cette classe ne ressentaient aucune répugnance à conserver les mêmes relations qu'auparavant, et comme si nulle maladie contagieuse n'eût existé parmi eux. Je n'ai ni vu ni entendu dire qu'en un seul cas elle eût été confluente; et la plus exacte idée que je puisse donner de son innocuité, est de dire que 50 individus, pris au hasard, et exposés par contact à la contagion, eussent été affectés d'une maladie aussi légère, aussi douce que si on les eût inoculés par le procédé ordinaire avec le *virus* variolique. » Cependant, deux ans après, la même épidémie sévissait si violemment à l'île de France, que 4,500 personnes perdirent la vie dans le court espace de six semaines. De telles relations sont certainement douloureuses, mais c'est un devoir pour nous de les donner; et, pour compléter l'affreux tableau, il ne faut qu'être familiarisé avec les souffrances et l'aspect dégoûtant d'une personne en qui la petite vérole confluente est arrivée à son plus haut période. Ceux dont les études et les recherches se sont dirigées vers ces matières, soit par curiosité, soit par devoir, seront surpris de la mortalité causée encore aujourd'hui par la petite vérole. Dans la seule ville de Londres elle fait périr annuellement plus d'un millier de personnes.

Nul climat ne paraît exempt de ce fléau destructeur : l'extrême chaleur ni l'extrême froid ne paraissent en modifier le caractère. Le sol brûlant de l'Arabie et de l'Indoustan, et les régions glacées du Nord, ont également été soumises, par la Providence, à ses ravages. En l'an 1707, seize mille personnes, ou le quart de la population de l'Islande, furent emportées par cette dangereuse épidémie, et nous savons qu'en l'année 1733, le mal éclata au Groënland et dépeupla presque le pays. Mais si les climats des différentes parties du globe semblent n'avoir pas le pouvoir de modifier cette maladie, ceci est du moins un fait qui semble généralement admis, que la saison de chaque climat exerce une influence considérable sur sa nature pernicieuse. Le docteur Sydenham, entre autres, a remarqué la douceur comparative de cette affection, quand l'atmosphère est d'une température modérée; et l'usage suivi dans l'Indoustan, de pratiquer l'inoculation durant les mois les moins chauds de l'année, paraît être une éclatante confirmation de cette idée.

Il semble généralement admis que la petite vérole est soumise aux mêmes lois que les autres maladies épidémiques et qu'une de ses causes productrices est un état particulier de l'atmosphère. Cette constitution variolique de l'air, et ses conséquences sont très habilement décrites par le docteur Thomson, d'Édimbourg, dans son *Esquisse historique de la petite vérole*. Il s'exprime ainsi : « Le caractère général de cette fièvre et l'apparition de l'éruption dans la variole naturelle ont été reconnus comme variant extrêmement, non seulement selon les individus, mais encore selon les lieux, et, qui plus est, dans les mêmes lieux, à différentes époques. Ce fait, admis aussi par tous les observateurs attentifs de la petite vérole, dépend, on le suppose, d'un état particulier de l'atmosphère. On a souvent remarqué qu'en certaines saisons et en certains lieux, la petite vérole a eu tout à fait un caractère doux, produisant peu de décès ; tandis que dans d'autres saisons, et dans le même ou différents lieux, elle a surtout revêtu la forme confluente ou maligne, faisant mourir plus de gens que la peste elle-même. En certains temps, elle est sporadique et se propage sous cette forme, n'attaquant que peu d'individus; en d'autres temps, et dans les mêmes contrées où elle s'est montrée ainsi sporadique, elle se déclare épidémique, et attaque non seulement ceux qu'elle n'avait jamais atteints auparavant, mais encore quelques uns de ceux qui en avaient été déjà affectés. Dans notre ignorance des causes physiques qui produisent la petite vérole locale et partielle ou l'épidémie générale, en divers temps et divers lieux, nous sommes dans la nécessité d'attribuer ces différences à quelque état inconnu de l'air qui nous environne. Aussi longtemps que cet état nous sera inconnu, nous pouvons, je crois, continuer, sans être trop loin de la vérité, la constitution variolique de l'atmosphère. » Il semble aussi admis que la maladie peut être communiquée par contact, par l'approche de ceux qui l'ont et par l'inoculation du poison produit dans son développement. Une conséquence frappante paraît résulter de ce dernier mode de communication, à savoir, un adoucissement décidé de la maladie. Les observations médicales établissent ce fait, qu'il y a une très remarquable différence entre ses effets mortels, lorsqu'elle est produite par l'état variolique de l'atmosphère, ou quand elle est la conséquence de l'inoculation. La moyenne des décès causés par la variole accidentelle est d'environ 1 sur 10, tandis qu'elle n'est que de 1 sur 60, quand la maladie est produite artificiellement. C'est là un fait très remarquable, qu'on ne peut ni réfuter ni expliquer. Quelle espèce de maladie produirait l'inoculation pendant le règne d'épidémies destructives; ce serait une curieuse observation si elle était faite avec soin. Si la maladie a un caractère de malignité, ne serait-on pas en droit de conclure que la petite vérole inoculée peut être regardée comme la maladie sporadique dont le caractère essentiel est la douceur ?

Ce fut en l'année 1717 que le procédé de l'inoculation reçut, pour la première fois, l'approbation et l'appui du corps médical. Comme toutes les autres découvertes brillantes et utiles, elle rencontra d'abord une opposition décidée; mais comme tout ce qui est fondé sur *la justice et le droit bien compris*, elle avait lentement fait des progrès et était généralement adoptée lors de la découverte de la vaccine. Que la pratique en ait existé bien des années auparavant chez les classes populaires, en France, en Italie, en Suède, etc., c'est ce qui semble généralement admis, et l'on peut, jusqu'à un certain point, croire aussi que, dès le VIe siècle de l'ère chrétienne, cette pratique était générale dans l'Indoustan.

On doit reconnaître que l'inoculation, quoique fort avantageuse aux individus, augmentait néanmoins considérablement la mortalité générale causée par cette maladie. L'ignorance et les préjugés de bien des gens, et l'indifférence de l'autorité qui, par de sages règlements, aurait dû rendre obligatoire pour tous l'adoption de ce procédé, ainsi que la manière de soigner les malades de la petite vérole, faisaient de chaque personne inoculée un foyer de pestilence contagieuse. Mais, malgré ces circonstances, on peut croire que, si la vaccine n'eût jamais été découverte, la pratique de l'inoculation fût, dans le cours du temps, devenue universelle.

Cette maladie paraît être communicable au fœtus dans la matrice. Bien dés faits et des observations attestent que l'enfant peut être sévèrement affecté et la mère légèrement de cette maladie. Mais il était réservé à un esprit tel que celui de Jenner de formuler le premier la délicate et (en un certain sens) belle remarque qui suit : « Cette maladie peut passer à travers le corps humain avec tous les degrés de douceur ou de sévérité. » Dans une notice (ou mémoire) communiquée par Jenner à la Société de médecine et de chirurgie, il rapporte le cas d'une dame qui, peu de jours avant ses couches, rencontra une personne d'un aspect dégoûtant, ayant le visage couvert de petite vérole. La vue et l'odeur de cette pauvre créature affectèrent vivement cette dame, et, bien que rentrée à sa maison, elle raconta cet incident à sa famille, elle n'avait aucune idée que son enfant pût en souffrir, ayant eu elle-même la petite vérole dans son enfance. Durant les premiers jours après sa naissance, l'enfant sembla se porter parfaitement. Mais le cinquième jour, il fut indisposé, et le septième, la petite vérole se déclara : les pustules, en petit nombre, arrivèrent à complète maturité. Le docteur Croft, qui soignait cette dame, curieux de connaître les effets de l'inoculation de l'une de ces pustules, mit un peu de virus dans les mains d'un homme éminemment versé dans cette pratique, ce qui produisit régulièrement la maladie. La dame elle-même ne fut nullement indisposée de ce contact et n'éprouva aucun symptôme de variole. Sur quoi le docteur Jenner remarque que : « Ce cas prouve d'une façon conclusive le pouvoir qu'a la petite vérole d'affecter le corps humain dans ses profondeurs les plus intimes, bien qu'en apparence à l'abri de ses atteintes, sans donner toutefois aucun signe de sa présence par la production d'une sensible indisposition. » Ce fait ne peut-il expliquer les cas, quelquefois observés, de personnes résistant, pendant le cours d'une longue vie, à la contagion variolique? Serait-il insensé de supposer qu'un grand nombre d'entre elles ont régulièrement subi l'épreuve de la maladie avant leur naissance? Ce serait un point curieux à fixer, si quelques maladies éruptives ne sont pas communiquées à l'enfant dans la matrice. Malgré la brillante et plus efficace découverte de la vaccine par Jenner, qui a entièrement remplacé l'inoculation, ceux qui introduisirent ce dernier moyen de neutraliser la violence et les dangers de la petite vérole ont des droits à notre vive reconnaissance. Il lui restait à proposer la communication d'un mal doux et sans danger, comme préventif d'un autre mal, dont les caractères frappants ont en eux quelque chose de dégoûtant et de funeste. L'attention de Jenner fut de bonne heure attirée par l'opinion reçue depuis longtemps par les basses classes, qu'un mal particulier sur le pis de la vache, étant communiqué à l'homme, le mettait plus tard à l'abri des attaques de la petite vérole. On imagine aisément avec quelle ardeur cet esprit bienfaisant poursuivit une telle investigation, et l'on serait presque excusable de lui envier les émotions que dut lui faire éprouver le résultat. Les difficultés qu'il rencontra ne furent pour sa persévérance que des encouragements à de plus scrupuleuses recherches. Il semble inexplicable que John Hunter, qui dévoua sa vie aux progrès de la science *médicale*, resta froid et indifférent à cette idée, et qu'un mémoire sur la vaccine, communiqué par Jenner à la Société royale, en 1798, vingt-un ans après le commencement de ses recherches, lui ait été renvoyé par un membre de cette institution, avec l'avis « que sa publication diminuerait la réputation qu'il s'était faite. » On conçoit aisément le chagrin que dut éprouver Jenner à cette époque; mais, confiant dans la vérité et la valeur de ses communications, il publia immédiatement ses *Recherches sur les causes et les effets de la variole de la vache.* Des *hostilités* de tous genres s'enrôlèrent pour combattre ses opinions; mais il vécut assez pour jouir de la satisfaction de voir le procédé qu'il recommandait presque universellement adopté. Sa mémoire sera révérée et par ceux qui ont à cœur la vie et le bien-être de leurs semblables, et par ceux qui, au point de vue de la science, s'enorgueillissent de voir leur pays au premier rang parmi les nations.

En lisant les ouvrages de Jenner sur la vaccine, on est frappé de la solidité de ses observations; à peine un des faits qu'il établit a été contredit; et l'on peut dire avec justice qu'aucun fait de quelque importance n'a été ajouté à ceux qu'il a énumérés. Il a peut-être insisté avec trop de confiance sur la sécurité qu'offre la vaccine contre les attaques ultérieures de la petite vérole; mais ses observations justifiaient ses conclusions. Car c'est seulement l'expérience de ces trente dernières années qui a prouvé l'erreur de Jenner. Cette erreur continua à régner longtemps après que Jenner eut publié son opinion, ce que prouve ce passage du traité du docteur Willan sur l'*Inoculation du vaccin*, publié en 1806 : « Peut-on nier, dit-il, qu'une vésicule de vaccin, de la forme la plus parfaite, après avoir subi les transformations ordinaires, n'a pas prévu, chez quelques personnes, une disposition à la contagion variolique ? » Il répond lui-même à cette question de la manière suivante : « Si de tels insuccès ont lieu, ce n'est que dans une bien minime proportion, et je suis convaincu que ces personnes ne seront pas susceptibles de la petite vérole de la même manière et sous la même forme qu'avant la vaccination. »

Aucun judicieux partisan de la vaccine ne hasarderait aujourd'hui une opinion si absolue; l'opinion publique, je crois, la rejetterait, émanât-elle des plus hautes autorités. Il n'y a aucune raison apparente pour dissimuler ce fait. Reconnaître que des cas de petite vérole ont été sérieux et mortels quelquefois même après la vaccination, et qu'une maladie peu dangereuse, appelée variole modifiée, suit souvent la vaccination, diminue bien peu la valeur de la précieuse découverte de Jenner. L'inoculation est, à certain degré, exposée aux mêmes objections : la maladie s'est produite après ce procédé, quoique moins fréquemment, avec toutes les formes et tous les caractères de violence.

Les partisans de l'infaillibilité de la vaccination ont particulièrement émis diverses opinions, pour expliquer ces exemples d'insuccès, qui ont été observés. Les voici :

L'imperfection de la vésicule qui fournit le vaccin ;

L'existence de maladies cutanées, au temps de la vaccination ;

L'altération de la lymphe vaccine ;

La protection produite par une vaccination seulement temporaire.

Sur l'imperfection des vésicules, on trouve les observations suivantes dans l'ouvrage qui a pour titre : *Inoculation de la vaccine* (p. 36), par le docteur Willan. « J'ai observé trois sortes de ces vésicules imparfaites. La première est une vésicule unique, couleur de perle, légèrement élevée sur une base ferme et d'un rouge foncé. Elle est plus large et plus globuleuse que la pustule représentée ci-dessus, mais beaucoup moins que la vésicule normale. Elle est aplatie ou un peu déprimée à son sommet, mais la marge n'est ni arrondie ni proéminente. La seconde semble être cellulaire, comme la vésicule normale, mais un peu plus petite et sessile, et son bord est fortement angulaire. Dans la première, l'aréole est ordinairement diffuse et d'une couleur rose foncée ; dans la seconde, elle est quelquefois d'un pourpre peu foncé, radiée et de grande étendue, comme celle produite par la piqûre d'une guêpe. L'aréole se manifeste autour de ces vésicules, le septième ou le huitième jour après la vaccination, et continue à être plus ou moins enflammée pendant trois jours, et durant ce temps la croûte est complétement formée, etc. La troisième apparence irrégulière est une vésicule sans aréole. »

Si une si délicate distinction est réellement nécessaire, si la teinte exacte de la vésicule, la forme exacte de sa circonférence, et l'étendue précise de l'aréole doivent être les signes de sa qualité, il vaudrait mieux que la vaccination n'eût jamais été pratiquée. Tant de tact, d'observation et de sagacité est rarement le partage d'un homme, si ces qualités sont nécessaires pour le mettre à même de juger exactement des perfections ou imperfections de la vésicule vaccine. Ne serait-il pas, en conséquence, préférable, de toutes manières, ou d'adopter généralement comme pratique, le *crite-*

rium de vaccination parfaite, proposé par M. Brice, ou de vacciner une seconde fois après quelque temps?

Le docteur Jenner connaissait bien le pouvoir des éruptions cutanées pour modifier les effets du vaccin. Il communiqua au docteur Willan (propriétaire) le cas intéressant qui suit. « Le fils d'un *gentleman*, à Blackeney, Glocestershire, fut inoculé à l'âge de deux ans, avec d'autres personnes de la même famille. Chez cet enfant, les apparences ordinaires ne se manifestèrent pas. Il y eut inflammation et suppuration au bras, mais modérées. L'enfant fut légèrement indisposé, et quelques pustules, sans suppuration, se montrèrent sur la peau. Les parents, peu satisfaits, firent vacciner de nouveau l'enfant, environ deux ans après; et à son bras, comme dans sa constitution, des symptômes pareils aux premiers se déclarèrent. Quelque temps après, l'enfant fut couché près d'une personne entièrement affectée de petite vérole, et n'en fut pas infecté. Deux ans plus tard, cet enfant fut encore vacciné par M. Lander, médecin respectable et instruit de Newnham; la piqûre produisit seulement une pustule incomplète, entourée d'une inflammation considérable. M. Lander me consulta alors; comme je le questionnai sur l'état de la peau, il me dit (p. 38) que cet enfant, depuis le berceau, avait eu des éruptions à la tête et sur d'autres parties du corps. Convaincu qu'il venait de m'expliquer la cause des incidents antérieurs, je m'efforçai d'abord de réduire l'éruption. Aussitôt que j'eus réussi, l'enfant fut encore vacciné, et une pustule parut, qui passa par toutes les transformations ordinaires, avec la plus parfaite régularité. »

Que la vaccination soit pour le corps humain un préservatif et contre le poison même de la petite vérole et contre la naissance ultérieure de cette maladie, et que ce préservatif ne soit que temporaire, c'est une opinion que bien des gens ont favorisée, et qui même aujourd'hui ne manque pas de partisans. Comment une telle croyance peut s'accorder avec les faits clairs et décisifs cités par Jenner, dans ses écrits, c'est ce que je ne comprends nullement. Pour prouver que, comme loi générale, l'influence protectrice de la vaccine contre la petite vérole n'est point affectée par le temps, Jenner, dans ses *Recherches sur les effets et les causes de la variole de la vache*, rapporte les cas suivants : « John Morrett fut inoculé de la petite vérole vingt-cinq ans après avoir souffert, sans résultat, de la vaccine. Sarah Portlock fut inoculée vingt-sept ans après, dans les mêmes circonstances, et aussi sans effets. John Phillips fut inoculé cinquante-trois ans après la vaccine, et Mary Barge, trente-un ans; ces deux derniers résistant à la maladie. »

Jenner croyait aussi que la vaccine ne protége pas invariablement les individus contre son propre poison. Les cas suivants se trouvent dans l'ouvrage ci-dessus mentionné : Quoique le vaccin préserve la constitution de la petite vérole, et que la petite vérole devienne préventive de son propre poison, il paraît cependant que le corps humain est toujours susceptible de l'infection du virus de la vaccine, comme le démontrera l'histoire suivante. William Smith, de Pyrton, en cette paroisse, contracta cette maladie, la vaccine, dans le temps qu'il demeurait chez un fermier du voisinage, en 1780. Un des chevaux de la ferme avait des ulcères aux pieds, et cet homme fut chargé de le soigner. Le mal fut de la sorte communiqué aux vaches, et des vaches il passa à Smith. Il avait une de ses mains affectée de plusieurs ulcères, et les symptômes déjà décrits se déclarèrent en lui.

En l'année 1791, la vaccine éclata dans une autre ferme, où Smith était domestique, et il en fut atteint une seconde fois. En 1794, il eut le malheur de la contracter encore. La seconde et la troisième attaque ne furent pas moins sévères que la première. » Jenner rapporte encore le cas que voici : « Elizabeth Wyune, atteinte de vaccine, en 1759, fut inoculée du virus variolique, mais sans effet, en 1797 ; il gagna encore la vaccine en 1798. Quand je la vis, le huitième jour après l'infection, je la trouvai prise de lassitude générale, de frissons, alternant avec des accès de chaleur, refroidissement des extrémités, avec un pouls rapide et irrégulier. Ces symptômes furent précédés d'une douleur dans les aisselles. Elle avait sur la main un large ulcère pustuleux, etc.

La probabilité que le virus du vaccin peut perdre ses propriétés, en passant par tant de constitutions individuelles, est une question du plus profond intérêt. Jenner décrit les effets de la vaccination avec le virus pris dans l'animal, dans les termes suivants : « L'absorption se fait, et des tumeurs se déclarent sous chaque aisselle. Le système est affecté, le pouls plus rapide ; il y a frisson général, abattement, douleurs dans les reins et les membres, et les vomissements surviennent. La tête est douloureuse, et le malade est, de temps en temps, pris de délire. » Il est impossible de reconnaître dans cette description aucune ressemblance avec les effets de la vaccination d'aujourd'hui. L'indisposition qui la suit à présent est si légère qu'elle échappe presque à l'observation. Un léger malaise semble en être le plus grand inconvénient. Ce fait n'échappa point à Jenner : il vaccina des individus avec du vaccin pris de l'un et de l'autre (remarquant en même temps la douceur comparative du dérangement constitutionnel), et trouva ensuite ces mêmes individus inaccessibles aux effets de l'inoculation variolique.

Mais de ce que le virus du vaccin puisse conserver son pouvoir primitif, après avoir traversé les constitutions de centaines d'individus, il ne s'ensuit pas nécessairement que ses propriétés resteront les mêmes après avoir passé par des millions de tempéraments. Le docteur Gooch, dans son *Essai sur la nature contagieuse de la peste*, a écrit ce qui suit : « Le vaccin, fraîchement pris de la vache, produit un désordre plus douloureux que celui qui a passé pendant quelque temps par le corps humain par inoculation ; et si la vaccine est maintenant moins efficace que jadis, comme préventif de la petite vérole, la raison en est peut-être due à une négligence qui date de loin, de vacciner avec la matière prise immédiatement de l'animal. »

Comme je l'ai déjà observé, c'est là une question du plus haut intérêt; cette conjecture aussi ne répugne en rien au bon sens. Point d'illusions! point de rêves! l'esprit demeure satisfait des probabilités, et déplore les difficultés qui empêchent de fixer ce point sur la base de l'expérience.

Je désire vivement être compris clairement; c'est pourquoi je répète que je regarde la découverte de la vaccine, par Jenner, comme la plus brillante qu'on fit jamais, depuis que la médecine a pris rang parmi les sciences; que malgré ses imperfections, nous devons la considérer comme un des bienfaits répandus par la main de la Providence, et croire que c'est pour nous un devoir de conscience de rechercher les causes de son insuccès présent. Je sens fortement cette nécessité; et je déclare, sur ma propre expérience, que durant le règne des variétés douces de petite vérole, la production de cas modifiés de cette maladie est très fréquente après la vaccination. Ces cas sont, en effet, si fréquents, que c'est là le sujet d'une inquiétante conjecture, de savoir si le sujet vacciné serait épargné durant le règne d'une maligne et fatale épidémie.

CHAPITRE III.

DU TRAITEMENT GÉNÉRAL ET LOCAL DE LA PETITE VÉROLE CONFLUENTE.

Quand on considère l'intime connexion qui existe entre la surface et les parties internes du corps humain, et que les fonctions vitales sont souvent altérées et même détruites par des lésions et des maladies en apparence légères de cette surface, on n'est pas surpris que, dans les cas de petite vérole confluente, le dérangement de tout le système prenne très souvent un caractère fort dangereux et fort difficile à traiter. D'innombrables sources de suppuration ouvertes, l'exposition de larges parties d'un tissu aussi important que la peau, avec les douleurs qui en sont la conséquence, sont des circonstances qui porteraient l'observateur plutôt à être surpris, non que la mortalité causée par la petite vérole fût si grande, mais qu'une seule personne y survécût. L'observation me porte à croire que du traitement des caractères locaux de cette maladie dépendent, en grande partie, le salut et le bien-être de ses victimes; de plus, que les phénomènes que nous présente la petite vérole confluente, dans ses différentes phases, sont les mêmes qu'en toutes circonstances, produiraient uniformément des suppurations débilitantes et des souffrances corporelles prolongées; et, en conséquence, je doute si ce tumulte, ou, pour employer une expression de Sydenham, cette ébullition de la constitution, ne doit pas être attribuée au système nerveux plutôt qu'au système vasculaire, et s'il porte la véritable empreinte et le caractère de la fièvre.

Cette opinion ne paraît conduire à aucune dispute oiseuse, à aucune recherche destinée seulement à satisfaire le désir de savoir chez les curieux, mais une importante conclusion pratique qui intéresse profondément le bien-être des victimes de la maladie dont nous traitons. Celui qui prendrait pour la fièvre l'augmentation de la douleur, durant la seconde phase, supprimerait naturellement ces remèdes, *et de plus, ces moyens,* qu'appliquerait, sans hésiter, celui qui considérerait les phénomènes que présente la petite vérole confluente, dans ses différentes phases, comme le résultat de l'irritation et de la souffrance. L'action rapide et irrégulière du cœur serait citée, observée avec une égale anxiété par les deux praticiens : l'un la regarderait comme un symptôme qui doit être gouverné et modéré; l'autre soutiendrait que, pareil à un hardi nageur à l'agonie, ce symptôme demande toute espèce d'aide et d'assistance. Je reconnais avec regret, je l'avoue, que cette opinion n'a rien de bien neuf, mais j'y ai pleine confiance, car je peux l'appuyer du témoignage d'un très habile observateur des maladies, le docteur Fordyce. Les observations suivantes montrent avec évidence avec quel soin scrupuleux il distinguait de la classe des *pyrixiœ* (maladies inflammatoires), toutes celles qui ne portent pas ce caractère, et l'on peut raisonnablement conclure qu'il sentait pleinement l'importance de cette distinction.

Dans sa première dissertation sur la fièvre simple (p. 19), le docteur Fordyce remarque : « Bien des maladies sont appelées fièvres, même par des praticiens fort instruits, que l'auteur ne range pas dans la classe des fièvres. En premier lieu, il en exclut toutes les affections du système produites par une autre maladie quelconque. Ainsi, dans les inflammations phlegmoneuses, dans la pleurésie, par exemple, il y a souvent fréquence, force plus grande du pouls, rigidité de la langue qui est chargée, perte de l'appétit et insomnie. Si l'inflammation est détruite, toutes les suites que nous venons de décrire disparaissent d'elles-mêmes, car elles tiennent à l'inflammation de la plèvre, et, d'après cette règle, ne doivent pas, conséquemment, être considérées comme fièvre. De même, dans l'inflammation des intestins, il y a fréquence du pouls, rigidité, contraction et souvent obstruction, douleur au front, sécheresse et couleur sombre de la peau, la langue est couverte d'une matière brune, il y a grande dépression de force musculaire, contraction convulsive des extrémités, nausées, vomissements, constipation, etc. Si l'inflammation des intestins est détruite, toutes ces incommodités cessent, car elles dépendaient entièrement de l'inflammation des intestins, et, selon cette règle, ne peuvent conséquemment pas être considérées comme fièvre. Dans l'inflammation érysipélateuse, tous ces derniers symptômes peuvent se manifester. Cette inflammation peut être guérie par l'application de l'alcool étendu d'eau, et tous les symptômes affectant les autres parties du système venant à disparaître, ils ne peuvent être considérés comme fièvre. » A la page 21, le docteur Fordyce remarque : « Que dans le rhumatisme, affectant une partie déterminée du corps, ou se déclarant en différentes parties par métastase, il arrive souvent que le pouls devient dur, plein, fort et fréquent ; la langue est couverte d'une croûte blanche ; il y a perte de l'appétit, recrudescence de tous les symptômes le soir, et diminution le matin ; mais tous ces symptômes dépendent du rhumatisme qui affecte des parties déterminées du corps, et si toutes les affections locales sont guéries, alors les symptômes ci-dessus énumérés sont également guéris et ne doivent pas, conséquemment, et d'après la règle, être mis au rang des fièvres. » Je ne puis m'empêcher de faire encore quelques emprunts aux ouvrages de cet inestimable auteur. Dans le même traité, p. 127, il observe : « Que dans la petite vérole, si le virus est appliqué à une blessure, une inflammation se produit dans la blessure, et cette inflammation produit la fièvre. Si le venin d'une abeille est déposé dans une blessure faite par l'aiguillon de cet insecte, ou si le venin de tout autre animal est injecté dans la blessure faite par son dard ou sa dent, une inflammation se déclare dans la partie blessée, et cette inflammation produit une affection de tout le système, et quelques uns de ses symptômes peuvent être semblables à la fièvre, mais ne sont pas la maladie que l'on désigne ici par ce nom. Il pourrait arriver qu'une grande inflammation fût immédiatement produite dans une blessure où l'on aurait introduit le virus variolique, et qu'une telle inflammation produisît une affection de tout le système un jour ou deux après ; cependant cette affection ne peut en aucune manière s'appeler fièvre, n'étant produite qu'après que la suppuration de la blessure est complète, ce qui arrive le septième ou le huitième jour. On doit aussi observer que, lorsqu'en conséquence d'une fièvre produite par quelque matière d'infection, quelque inflammation locale se déclare et fait disparaître la fièvre, cette inflammation, comme dans le cas de petite vérole, produit une affection du système, et cette affection présente des symptômes pareils à quelques uns de ceux qui ont lieu dans la fièvre. Une telle affection du système a souvent été appelée fièvre. Dans la variole, par exemple, une telle affection a été nommée fièvre secondaire, quoiqu'elle n'ait pas le moindre rapport avec l'essence de cette maladie.

Quoique cette opinion ait été tacitement adoptée par bien des médecins, il est encore, sans doute, un grand nombre d'entre eux, même des plus éclairés, qui maintiennent le contraire. Si l'on consulte tout ce qui a été écrit sur cette maladie, on trouvera que l'opinion générale est que la fièvre est son caractère essentiel. Le docteur Cullen, dont j'adopterais les opinions avec toute confiance, sur la nature et le traitement d'un grand nombre de maladies, observe, dans *les premières lignes sur la pratique de la médecine*, que : « A la première apparition de la fièvre secondaire, soit après une variole légère ou confluente, il sera utile d'administrer l'émétique antimonié de façon à produire des nausées d'abord, et subséquemment le vomissement. » Ici, une opinion est non seulement exprimée clairement, mais, comme conséquence, un mode de traitement est recommandé, traitement que considéreraient comme des plus dangereux, ceux qui classent ces phénomènes parmi les affections nerveuses. Cette remarque s'applique, je crois, à toutes les autorités médicales qui nous servent de guides ; non seulement l'émétique antimonié, mais la saignée, les purgations, etc., sont indiqués comme nos ressources pour combattre une série de symptômes que je ne puis regarder que comme le résultat de nos erreurs dans le traitement de la maladie commençante, et, en grande partie l'effet de l'effrayant appel fait, à cette période, non seulement aux forces corporelles, mais aussi à l'équilibre des forces intellectuelles. Il est vrai que les remèdes ci-dessus mentionnés sont réservés par leurs partisans pour les fièvres inflammatoires, et que leur application est recommandée avec prudence. Mais s'il y a quelque vérité dans les précédentes observations, ce n'est pas la maladie appelée fièvre que nous avons à combattre ; et c'est une réflexion sérieuse, mais qui suit nécessairement, que l'adoption de tout mode de traitement actif ne tendrait qu'à abréger l'existence. Et le traitement qu'une fièvre, reconnue pour typhoïde, demanderait et recevrait de la part d'hommes judicieux, pourrait, tout au plus, avoir pour objet de laisser la guérison du patient dépendre de la lutte entre sa constitution et sa maladie.

Je dois exprimer encore mon opinion, qu'il est de la plus haute importance de faire cette distinction : Avons-nous, oui ou non, à lutter contre la fièvre? Les remarques suivantes, de M. Travers, sur les affections anomales, produites par des blessures ou des opérations (affections que j'assimilerais au trouble général résultant de la variole confluente), se trouvent dans son ouvrage sur l'*Irritation constitutionnelle.* Ce médecin, dans l'ouvrage que nous venons de citer, signale clairement le danger, qui, selon lui, existe dans le traitement, fondé sur la croyance que la fièvre est l'essence de ces maladies. » Je suis, dit-il, porté à considérer comme distinctes de la fièvre, ou inflammation générale, les affections nerveuses, à les ranger dans une classe particulière d'actions morbides, résultant quelquefois de blessures, d'inflammation, d'épuisement (d'atonie) causée par la perte du sang, et aussi par l'introduction *de matière morbifique dans la circulation.* Je ne prétends pas que ces actions aient leur origne exclusivement dans ces sources; mais je choisis celles-ci comme présentant les plus frappants exemples. Je ne dis pas non plus qu'elles ne puissent se combiner avec une action fébrile; mais si ce cas arrive, elles altèrent ou suppriment tellement les symptômes de la fièvre, qu'elles présentent une exception frappante à cette observation de M. Abernethy : « Que les fièvres sympathiques ne se distinguent pas de celles qui n'ont pas pour cause un accident (blessure, chute, lésion, etc.). »

Les chirurgiens éclairés ne nieront pas, je crois, qu'il y ait une nombreuse et très importante classe de cas, dans lesquels ni l'ensemble des symptômes, ni les irritations et prostrations périodiques, qui constituent la fièvre, ne se manifestent, et qui, si on les traite selon les règles adoptées pour la fièvre, éludent et trompent entièrement nos efforts. »

Parmi les raisons qui me font supposer que, dans les cas de petite vérole qui ont une issue fatale, ce résultat déplorable doit être attribué à l'impuissance de la constitution du malade à subir les révolutions variées, douloureuses et débilitantes qui s'accomplissent en elle, je cite celles-ci : d'abord, et surtout, mon expérience que, dans ces cas, on peut suivre, avec les meilleurs résultats, un mode de traitement qui serait des plus dangereux dans toute autre forme de fièvre; ensuite la suppression des différentes sécrétions, qui est un des caractères les plus distinctifs de la fièvre. Le docteur Fordyce, à qui nous devons l'immense avantage de connaître toutes les affections qui ne constituent pas la fièvre, observe, page 51 : « Une diminution de sécrétion a lieu, dans la fièvre, dans toutes les parties du corps. » De même, page 64 : « Tous les vaisseaux sécrétoires du corps sécrètent une moindre quantité de fluides. » Et plus loin, page 65 : « La matière fécale qu'évacuent les intestins est moins abondante. »

Mon expérience me permet de dire que, dans les différentes phases de la variole, aucun de ces symptômes n'est observé. Les reins (si l'on ne traite pas la maladie comme fébrile), fonctionnent abondamment; le ventre n'a besoin que d'être légèrement aidé pour procurer le soulagement le plus désirable; et l'appétit, dépendant nécessairement de la sécrétion des fluides gastriques, devient souvent excessif, si nos remèdes, au début de la maladie, sont choisis dans le but de calmer le système, et, en même temps, d'en soutenir la force. J'ai déjà exprimé cette opinion, que les symptômes, dangereux dans une période avancée de la maladie, sont, en partie, dus à l'erreur de notre traitement, quand elle commençait. Une importante conséquence de traiter cette maladie commençante strictement comme fièvre, est de priver le patient de ce même appétit, qui est un effort de la nature pour l'aider à subir la plus cruelle des épreuves. Ce sont nos remèdes mêmes qui détruisent cette ressource totalement ou partiellement, et la nourriture que nous permettons ne tend nullement à alléger le mal. Il est bien connu que l'estomac possède un pouvoir presque magique sur toutes les parties du corps : son état de malaise, ci-dessus mentionné, aggrave le troublé de la constitution; et une série d'actions morbides, dans les dernières phases de la variole, est encore aggravée par les défenseurs de la présence de la fièvre, par l'usage qu'ils continuent de faire des *remèdes* mêmes qui, jusqu'à un certain point, ont contribué à produire ces affections.

Si nous n'avons point de fièvre à combattre, je

crois que la meilleure règle à suivre serait d'éviter sérieusement toute atteinte à l'estomac.

Un auteur, déjà cité, fait cette remarque : « Les effets des désordres de l'estomac sont plus rapidement et plus vivement répandus sur tout le système que les effets produits par les désordres d'aucun autre organe; c'est ce qu'on voit dans la débilitation directe du système nerveux, ou vasculeux, ou musculaire, résultant du mal de mer et de l'introduction dans l'estomac de médecines nauséabondes et d'aliments indigestes : de là, l'estomac a été nommé le centre des sympathies. »

Quoique je condamne les procédés d'autres médecins, je ne me crois pas obligé de recommander aucun remède particulier, comme propre à ces cas.

La seule chose nécessaire, je crois, est de dire qu'on ne doit chercher aucun avantageux résultat dans l'emploi de ces remèdes qui ont pour effet d'affaiblir et d'énerver le système, ni dans cette sorte de régime, nécessaire seulement quand notre objet est de tenir en échec la diathèse inflammatoire; mais que le succès dépend d'un choix judicieux de ces remèdes et de ce genre de régime, les plus propres à calmer et à adoucir les dérangements produits par l'atonie, et que l'on rencontre dans cette maladie. Les cas cités dans cet ouvrage indiquent fidèlement le mode de curation que j'ai adopté; et je reconnais que c'est là, pour les observateurs intelligents, « un champ encore inculte, pour ne pas dire inconnu. »

Je n'ai point parlé de ces affections inflammatoires (p. 59), particulièrement de la poitrine et de la gorge, qu'on regarde quelquefois comme le résultat de la variole. Je ne doute pas que la dissection des parties morbides ait présenté les changements destructeurs déjà décrits; mais je répondrais avec le docteur Gooch, « que les symptômes ni les dissections ne peuvent décider une telle question. » Ce doivent donc être les vaisseaux sanguins qui accomplissent ces altérations destructives; mais à quel degré leur action dépend-elle de causes nerveuses? voilà une question du plus haut intérêt. J'incline à les attribuer aux effets de l'irritation, et à les regarder comme étant très probablement les caractères principaux des cas dangereux de cette maladie, quand notre mode de traitement a secondé la malfaisante influence de la maladie, au lieu de calmer le trouble général qu'elle amène. Dans le cas V, cité à la fin de ce livre, l'enflure de la gorge était énorme, et la trachée et le larynx étaient affectés au plus haut degré; eh bien! je n'exagère pas en disant que cet état si alarmant fut immédiatement soulagé par l'application du camphre autour de la gorge, et que dans l'espace de quelques heures, une pénible, très pénible déglutition fut rendue très facile, et que le sens du goût, alors paralysé, fut aussi promptement rétabli. Non seulement ce cas particulier, mais d'autres expériences me portent à déclarer, que, quels que soient les symptômes qui se sont manifestés, comme appartenant à cette maladie, dans ses phases avancées, ni les saignées générales ou locales, etc., ne sont de bons remèdes à employer. J'ai ici pour guides l'observation et l'expérience, et la connaissance des effets produits par les remèdes en de telles circonstances. La physionomie même de la maladie, cette source de lumière, que, dans le passage suivant, nous recommande avec tant d'autorité, le docteur P.-M. Latham, donne à cette opinion une valeur considérable. « Qu'on me permette aussi, dit-il, de mentionner la physionomie des maladies, qui ne peut jamais être trop soigneusement décrite. Je vous recommande de toujours la remarquer, et d'y arrêter longtemps votre attention ; car quelques habiles observateurs ont, dans l'expression du visage, découvert de tels secrets, qu'ils ont suppléé à presque tous les autres symptômes. » Dans ces cas déplorables, l'expression du visage peut certainement être détruite (perdue); cependant l'aspect général du patient, chaque action, chaque expression chez lui, indiquent que ses forces et son courage sont mis à la plus rude épreuve.

Pour lui la nuit est jour, et le jour est la nuit.

Ainsi, loin de tenter de calmer l'action en apparence désordonnée et irrégulière du cœur par des moyens violents, je crois que nous devons maintenir, et même, en certaines circonstances, *activer* les mouvements rapides et irréguliers du système artériel, afin d'arriver à les équilibrer.

Une telle manière de juger les maladies n'est nullement empirique, c'est ce que prouve presque avec la force de l'évidence, la citation suivante du docteur Gooch. Il s'exprime ainsi (p. 37) : « L'effet des remèdes sur une maladie, étant scrupuleusement observé, forme la partie la plus importante de l'histoire de cette maladie : pareil aux expériences de la chimie, qui souvent révèlent d'importantes différences entre des objets qui auparavant paraissaient exactement semblables. Combien de maladies existent, dans lesquelles les symptômes sont des guides peu sûrs dans des cas en apparence syphilitiques et en apparence semblables? quelques unes déclinent d'abord, puis se guérissent bientôt rapidement, dès que le mercure affecte la bouche; dans d'autres, les ulcères commencent à se répandre sur le corps. Enfin si peu sûrs sont les symptômes comme guides, que j'ai vu les chirurgiens les plus renommés exprimer, sur les mêmes cas, des opinions contraires, et un homme perdre le nez, pour avoir suivi les opinions de la majorité. »

J'ai exprimé la croyance que le traitement local de la petite vérole peut être suivi des plus grands avantages. Dans trois articles insérés dans la *Gazette médicale de Londres*, j'ai décrit les heureux effets produits par l'application de la calamine dans les cas de variole confluente. Et je crois toujours que ce traitement local non seulement préviendra l'ulcération, mais encore épargnera toujours au malade une infinité de souffrances, et très souvent même l'arrachera aux plus grands dangers. Le traitement consiste à couvrir le corps d'une poudre absorbante quelconque (j'ai généralement employé la calamine). Les avantages résultant de ce moyen au début de la maladie, sont de modérer la violence des inflammations, et de prévenir la tuméfaction des membranes communes.

Après une application de quelques heures de la calamine, une différence sensible s'observe dans les parties qui en sont couvertes, l'aréole de chaque pustule étant beaucoup moins distinctement marquée. On peut raisonnablement supposer que, même à ce moment, quelque bien est fait par l'application : la quantité de pus sécrétée peut par ce moyen être diminuée, et la force de la constitution considérablement épargnée. Je ne suis pas le seul à défendre ces théories. Le docteur Jenner, dans une lettre au docteur Parry, de Bath, sur l'*Influence des éruptions artificielles*, consigne les observations suivantes : « Qu'il me soit permis de faire ici quelques remarques pratiques sur les avantages dérivant des applications sédatives, quand les pustules sont si épaisses sur la peau qu'elles augmentent à un haut degré la fièvre secondaire. Le principe, je le répète, consiste à adoucir la commotion secondaire de la constitution en arrêtant l'activité des pustules qui excitent cette commotion.

Combien de fois ai-je vu de violentes irritations fébriles de la constitution, causées par le carboncle et l'érysipèle, entièrement apaisées par l'usage de ces applications ! Étant à Londres, il y a quelques années, je conseillai souvent, mais sans succès, à feu le docteur Woodville et à son successeur le docteur J. Adams, d'humecter la peau, ou seulement d'envelopper le patient dans des draps mouillés de liquide plombé. Ces moyens, leur disais-je, étaient à suivre dans quelques uns de ces cas désespérés où la mort est inévitable quand la maladie est abandonnée à son cours. Ces deux médecins avaient mille occasions, à l'Hôpital, pour la petite vérole, de faire l'épreuve de mes suggestions, mais ils n'en tentèrent jamais la pratique. Si jamais ce procédé, ou tout autre, dû à ces suggestions, obtenait du succès, la nature demanderait peut-être que, çà et là, quelques pustules fussent laissées, par exemple, sur une jambe ou un bras, ou toute autre partie convenable, pour y suivre régulièrement leur cours. Je connais la dangereuse influence du plomb, influence que nul plus que moi n'a constatée; mais dans des cas comme ceux-ci, nous sommes autorisés à courir un risque pour éviter une mort autrement inévitable.» Mon respect pour le caractère et les talents de Jenner est tel que je déclare avec quelque hésitation que, si je connaissais des moyens d'arrêter l'éruption de la petite vérole à son début, j'emploierais hardiment celui qu'il indique. Mais c'est quand la maladie a déjà fait des progrès que les meilleurs résultats sont obtenus de la méthode du traitement local, et surtout ce degré de la maladie que, dans ses *Essais* et ses harangues (c'est, je suppose, le mot LEÇONS qu'il faut ici), sir Henry Halford considère comme éminemment critique. Dans l'*Essai* intitulé : *De la nécessité de la prudence dans le jugement des symptômes de certaines maladies arrivées à leurs dernières phases*, il établit que : « le médecin peut bien partager les craintes d'une famille, quand l'éruption étant complète, il ne voit dans la figure et l'estomac qu'une masse morbide, et peut naturellement mettre en doute le pouvoir de la constitution pour mener à terme et à maturité une si vaste éruption. Mais il ne doit pas entretenir chez les parents d'espérances illusoires, si, dans la phase suivante, et contre son attente, la maladie prend le plus satisfaisant aspect, alors que les pustules sont complétement mûries et la suppuration complète. Car, hélas ! à ce moment même, peut-être, le patient est à l'agonie... est mort ! La puissance de la constitution, épuisée par les efforts qu'elle a faits, n'est plus en état de supporter une cure prolongée. » A ce moment de crise, on peut ajouter aussi aux causes de danger ci-dessus citées, une cause nouvelle et du plus alarmant caractère, à savoir, ces larges parties de la peau, mises à vif, qui alors infligent au patient d'intolérables tortures et rendent son état si réellement horrible, qu'on est tenté de s'écrier en le contemplant :

Dii meliora piis, èrroremqué hostibus illum.

Comme je l'ai dit auparavant, c'est à ce moment qu'il est en notre pouvoir, non seulement de circonscrire beaucoup le champ de la suppuration, mais de guérir, presque en quelques heures, chaque pustule du corps, en détruisant les pellicules, par le procédé recommandé. A un tel moment de crise, quel immense avantage est gagné par l'exercice d'un tel pouvoir! L'appel fait aux forces de la constitution peut ainsi, à notre gré, être partiellement ou complétement arrêté. C'est là, j'en ai fait l'expérience, une tâche pénible et dégoûtante; mais quelles difficultés n'abordera pas avec plaisir la main du devoir ou de l'amitié! Par le même procédé, ces larges surfaces de la peau mises à vif se peuvent rapidement guérir; préservez-les du contact de l'atmosphère, et bientôt elles cesseront d'être une source d'irritation. J'ai vu des plaies de la peau d'une étendue de six et huit pouces, cesser au bout de deux ou trois jours d'être douloureuses. Si nul autre bien que la cessation de la douleur n'était produit, toute âme sensible y verra toujours un grand avantage; car les souffrances du malade, en cet état, sont indicibles. J'ai souvent vu chaque nerf du corps frémissant de souffrance au moindre mouvement, et l'esprit le plus ferme tomber dans un état de faiblesse presque enfantine par l'excès des tortures. Il arrive souvent, surtout dans la science médicale, que les observations et les découvertes les plus précieuses sont perdues pour nous, par l'effet du temps et des circonstances. S'il est quelque vérité dans les remarques que j'ai faites sur cette maladie, mon opinion se trouve amplement confirmée par ce fait, que le plus ancien traité existant sur cette même maladie, et écrit au xe siècle, renferme plusieurs opinions d'un autre auteur qui vivait trois siècles auparavant. En parlant du traitement local de la maladie, cet auteur conseille ce qui suit : « Quand les pustules ont suppuré, le patient sera étendu sur de la farine de riz et fumigé avec du myrte et des feuilles d'olivier, ce qui *séchera* les pustules. » Telles sont les remarques d'Aaron, écrivain égyptien du VIIe siècle. Rhazès, à qui nous devons la connaissance des conseils d'Aaron, a peut-être jusqu'à un certain point contribué à les faire négliger. Comme tous les anciens médecins, il regardait le traitement local de la petite vérole comme un point important dans l'art de la guérir. La variété et l'absurdité des procédés qu'il recommandait ont très probablement contribué à les faire totalement négliger. Voici un sommaire de ses procédés de traitement local donné par M. Moore dans son *Histoire de la petite vérole*, p. 133 : « Des fomentations et fumigations sont aussi nécessaires pour le corps, et l'on doit user d'*huiles* avec du *sel* et de l'*alun*. En *quelques* OCCASIONS, le malade sera couché sur un lit de fleurs ou de feuilles de roses ; en d'autres occasions, on étendra sur lui des feuilles d'iris, et l'on arrosera son corps d'une poudre aromatique, composée d'aloès, d'encens et d'autres gommes. Ces applications, et beaucoup d'autres, doivent prévenir les traces des pustules sur la peau. » Tels sont les moyens absurdes et compliqués recommandés par un médecin qui vivait trois siècles après Aaron, cet Aaron qui nous a laissé la médication suivante, dans les termes clairs et explicites que voici : « Et cùm sunt digestæ (les pustules), jaceat patiens super farinâ rizis et fumigetur cum foliis myrti olivarumque, et *dessiccabuntur.* »

Combien ce mode de traitement local et ses conséquences ont été peu estimés à leur valeur, c'est ce que prouvent avec évidence toutes les œuvres modernes publiées sur la variole. Dans son *Histoire de la petite vérole*, M. Moore conclut ainsi un chapitre sur le traitement général et local suivi par les anciens dans les cas de variole. « Chose étrange, que presque chaque effort tenté par ces savants hommes pour faire le bien, n'a produit que du mal! Il fallut des siècles pour que la pratique s'établît d'abandonner les pustules à elles-mêmes. Car ne plus rien faire est souvent le dernier progrès de la médecine. » Nos systèmes de médecine eux-mêmes, qu'on doit supposer renfermer non seulement les opinions de leurs auteurs, mais encore les opinions reçues du temps présent, gardent un complet silence sur ce point. Le docteur Cullen, dans *ses premières lignes*, ne mentionne d'autre plan de traitement local que celui que renferme le paragraphe suivant : « Pour éviter que la peau reste gravée, après la petite vérole, bien des moyens différents ont été proposés, mais aucun ne paraît suffisamment certain. » Pendant que je travaillais à la première édition de cet *Essai*, je ne sentis pas toute la force de la citation d'Aaron ci-dessus mentionnée; je souriais presque à la lecture de ces mots : « *Et cùm sunt*, etc. » Mais bientôt après la réflexion me fit soupçonner leur valeur réelle; une attention soutenue, et en dernier résultat l'expérience ont produit en moi la conviction que ces mots renferment la plus précieuse méthode pratique. Le myrte et la feuille d'olivier étaient grandement estimés comme matières médicales par les anciens : ils les administraient à l'intérieur dans les maladies hystériques, maladies que je suis porté à considérer comme étroitement alliées au dérangement constitutionnel causé par les maladies éruptives. Ces plantes étaient aussi classées parmi les fébrifuges, et la première fréquemment employée au lieu du houblon. Personne ne niera les effets puissants produits par les fumigations de mercure et de tabac; pourquoi donc douter des effets constatés du myrte et de la feuille d'olivier sur la constitution et de leur propriété d'alléger les souffrances d'un mal aussi terrible que la petite vérole? Depuis bien des années, ayant le même objet en vue (1), j'ai employé la gomme de camphre comme application locale dans un grand nombre de maladies. Dans les cas les plus sérieux de fièvre scarlatine dans lesquels le patient ne pouvait avaler même une goutte de liquide, je l'ai vu capable, par cette application externe à la gorge, d'avaler

(1) C'est pour ma propre défense que je parle ici de ce moyen quelque peu étranger à mon sujet, car ce moyen a été pour moi le fondement de ma pratique dans les cas de petite vérole.

ensuite, et sans difficulté, un verre à vin rempli d'un liquide quelconque. Dans les cas de choléra, la même application autour de la cavité abdominale fut toujours suivie du plus grand soulagement. Dans l'état appelé fièvre puerpérale, ses heureux effets ne furent pas moins fortement marqués. Dans un cas de tétanos causé par une blessure, la même application autour de l'abdomen relâcha la mâchoire, diminua considérablement les symptômes, et permit à la malade d'avaler des aliments et des médecines pendant le temps de son retour à la santé. Je fus induit à en faire usage en cette occasion par le souvenir d'une opinion adoptée par feu Abernethy, ce sagace observateur, ce généreux et éminent médecin. Dans son *Essai sur l'origine constitutionnelle et le traitement des maladies locales*, p. 115, se trouve le passage suivant : « On a, je crois, complétement démontré qu'une irritation locale peut troubler les organes digestifs, et que ce trouble continuant et aggravant l'affection du *sensorium*, peut bien conduire à la production du tétanos dans le temps que la blessure n'est plus sujette à l'irritation. » Dans son *Essai sur le tétanos*, p. 99, M. Swan, lui aussi, s'exprime ainsi : « Je ne prétends point affirmer que le tétanos soit une maladie spéciale dont le siége unique soit dans les ganglions des grands nerfs sympathiques, mais que les ganglions sont d'importantes parties du système nerveux sur lesquelles se déclare la première irritation et d'où elle se répand ensuite sur le reste du système nerveux. » Dans cinq cas de phlegmasie douloureuse, son application produisit un merveilleux soulagement. Mon dernier cas surtout fut frappant. Une dame, que je soignais ordinairement dans ses couches, quitta mon voisinage; elle devint enceinte. Son état était extrêmement grave et sa vie considérée comme en danger par suite d'une excessive hémorrhagie. En peu de jours, ses deux jambes furent prises de ce mal sérieux. Les médecins qui la soignaient constatèrent cette affection douloureuse et firent tout leur possible pour alléger ses souffrances. En quinze jours ses souffrances devinrent si cruelles qu'elle m'envoya chercher. Je lui trouvai les deux jambes énormément enflées jusqu'à l'aine, dures, très blanches et extrêmement sensibles au moindre mouvement. Son état général était vraiment déplorable, et depuis une semaine elle n'avait pas eu une heure de sommeil continu. J'enveloppai les deux jambes jusqu'à l'aine dans un morceau de flanelle imbibé dans de l'esprit de camphre très fort (je crois maintenant que la meilleure application du camphre est sous la forme solide); bientôt elle fut considérablement soulagée, et cette nuit-là elle dormit presque cinq heures. En moins de cinq semaines elle put marcher sans difficulté (mais les purgations et le calomel librement employé furent nécessaires). J'avoue que dans ce cas l'usage que j'en fis fut une épreuve hasardeuse, tenant de l'empirisme, mais j'en observai les effets avec le plus grand soin. Ce premier cas me conduisit à consulter les autorités, et il se trouva que j'avais mis en pratique, dans toute sa force, une recommandation de feu le docteur Denman, qui conseille une embrocation composée d'un drachme de camphre mêlé dans une once d'huile d'olive. Dans ces cas, et dans quelques autres anomalies de l'état de santé, j'en constatai l'usage dans des lettres adressées à l'éditeur de la *Gazette médicale de Londres* (1). Dans tous ces cas, je fus frappé du sentiment de bien-être général produit par son application, et de sa tendance marquée à procurer le sommeil. Ces faits me convainquirent que je possédais un agent beaucoup plus puissant et plus certain que le myrte et les feuilles d'olivier du vénérable Aaron. Je n'hésite pas le moins du monde à déclarer que c'est de ce

(1) J'ai cru devoir donner quelques uns de ces cas à la fin de cet essai.

praticien juif que je reçus la première idée d'employer le camphre dans le premier cas sérieux de petite vérole confluente qui se présenta. Je l'employai dans les circonstances rapportées plus loin (cas V et VI), et avec les plus heureux effets. Je n'exagère rien, en disant (cas V, le plus sérieux de tous), que, pendant quatre jours, sur chaque vingt-quatre heures, seize furent des heures d'un sommeil calme et profond. Mon expérience antérieure de l'usage de ce remède me permet d'affirmer, sans crainte d'erreur, que, dans ce cas, j'y eus recours avec la plus parfaite confiance.

Dans le cas VI, les effets de cette application sur le visage, effets observés le 14 juillet et le 2 août, me parurent très importants : en effet, dans ces deux cas où j'employai ce procédé, il prévint entièrement la formation de ces verrues qui se forment malgré l'usage de la calamine, et qui quelquefois, j'ai lieu de le croire, aboutissent en marques de petite vérole.

Ainsi il paraît que pour guérir les pustules de la petite vérole, l'application d'une poudre absorbante quelconque était un moyen employé par les médecins égyptiens du VIIe siècle. Il paraît de même qu'au Xe siècle, cette intention ne fut pas entièrement oubliée, bien qu'elle fût compliquée d'un mode de traitement si absurde et cruel, qu'il discrédita cette pratique, et que les médecins des derniers siècles n'ont mentionné que pour les combattre les précieuses observations d'Aaron : « Et cùm sunt digestæ (les pustules), jaceat patiens » super farinâ rizis et fumigetur cum foliis myrti » olivarumque, et *dessiccabuntur.* » Ces médecins paraissent ignorer totalement le pouvoir que l'usage de ces agents nous donne sur les cas les plus dangereux, les plus lamentables de la variole. Et il est aussi digne de remarque que l'usage externe du camphre, comme sédatif, remonte à une période même antérieure au temps d'Aaron. Un jour, lisant par hasard la traduction de quelques drames indiens, par le professeur Wilson, drames écrits, je crois, au ve siècle, je tombai sur le passage suivant :

« La douce pression de son sein palpitant répandit dans tout mon être une délicieuse fraîcheur, comme si l'on m'eût frotté de sandal et de camphre. » (MALATI et MADHAVA.)

CHAPITRE IV.

RÉCAPITULATION.

Je crois donc que dans les cas de petite vérole confluente, les plus dangereuses conséquences peuvent résulter de l'erreur qui fait caractériser comme fièvre le trouble produit alors dans la constitution, car je considère les remèdes antiphlogistiques, depuis le commencement, comme positivement contraires. L'action du système artériel doit, dans cette maladie, être secondée, pour être maintenue en équilibre; c'est sur ce principe qu'on doit combattre toute surexcitation dans le progrès de la maladie, et non par l'usage direct ou indirect de la lancette et de ses équivalents. On ne doit pas inférer de là que je n'aurais pas recours à la saignée dans une petite vérole commençante, si je trouvais le pouls fort, contracté, etc., ainsi que d'autres signes de l'existence d'une diathèse inflammatoire. De tels cas me semblent des exceptions à la règle générale, et se rencontrent rarement, pour ne pas dire jamais. Mais même en pareille circonstance, je procéderais avec la plus grande précaution, et ne perdrais jamais de vue le caractère général de la maladie ; car ils sont courts, très courts les moments pendant lesquels nous pouvons, je crois, avec quelque sécurité, avoir recours aux évacuants *quels qu'ils soient.*

Je ne prétends point être arrivé à une conclusion positive sur les mérites relatifs des différents médicaments. Ceux que j'ai choisis sont cités dans les cas relatés à la fin de cet ouvrage ; et je suis prêt à reconnaître que dans la même classe de remèdes, on en pourrait choisir d'une efficacité égale, sinon supérieure. Couvrir la surface du corps, au commencement de la maladie, c'est prévenir la douloureuse tuméfaction des téguments communs, neutraliser à un degré considérable la violence des inflammations locales. Quand les pustules sont entièrement mûres, on peut les guérir complétement en enlevant en partie la pellicule de chacune, qui tombant après, dans deux ou trois jours, laisse une peau parfaitement unie. A moins que la surface de la peau ne soit encore couverte de poudre, une cavité se forme à la place de chaque pustule ; mais l'ablation de celle-ci laisse voir une légère dépression de la peau, qui, j'ai de fortes raisons de le croire, disparaît avec le temps. Lorsque par suite de l'oubli de ce moyen, au début de la maladie, de larges surfaces de la peau sont mises à vif, on les peut guérir ou du moins leur ôter complétement leur *sensibilité*, dans quelques heures, par l'application ci-dessus mentionnée. Les avantages résultant de ce traitement local sont :

1° De prévenir les difformités causées par l'ulcération de la peau ;

2° De mettre le patient à l'abri de ces sources de dangers auxquelles il est exposé depuis le huitième jour ; le préserver des conséquences résultant de l'épuisement considérable du système, quoiqu'une suppuration énervante doive néanmoins arriver à son terme ; lui épargner de ces atroces souffrances qu'un épiderme découvert produit invariablement, et, pour tout dire enfin, de l'arracher à un état qui, je le crois, a causé la mort de milliers d'êtres nos semblables.

3° Outre ces avantages (mentionnés dans la première édition de cet essai), je crois que le camphre, comme agent médical, sera jugé éminemment utile dans le traitement de cette maladie, employé comme remède soit général, soit local.

Son usage, dès le commencement de la maladie, sous la forme de poudre répandue dans les draps, comme dans le cas cinquième, produirait plus de soulagement que tous les sirops balsamiques de l'Orient, de quelque manière qu'ils soient administrés. Je crois fermement que même le nombre de pustules serait considérablement amoindri par l'usage du camphre. Son application locale à la gorge, comme dans le cas cinquième, arrête ces affections laryngées et pharyngées qui augmentent considérablement les souffrances du malade, et souvent donnent à la maladie une issue fatale. Son application locale, à la figure surtout, le dixième jour, arrêtera ces coutures, qui, semblables à des traces de verrues, défigurent toujours plus ou moins, et que le seul usage d'une poudre absorbante ne semble pas avoir le pouvoir de prévenir.

Je termine enfin ces observations sur la petite vérole, observations importantes certainement, et je les livre encore, sur des points secondaires, soit à ma propre considération, dans ma pratique, soit à la considération des autres, qui peuvent les restreindre ou les étendre, selon leur expérience. A cette question : Pourquoi ne pas attendre que le temps les ait sanctionnées ? Je répondrais : Ce temps peut être long par suite de circonstances particulières. Et, dans cet intervalle, bien des existences seront perdues, comme cela est arrivé déjà, et des souffrances inutiles seront endurées, comme cela est arrivé aussi. Ces existences, je le crois, peuvent être sauvées, ces souffrances adoucies, si les idées ici émises sont reçues avec l'encouragement que j'ose croire qu'elles méritent. Car nul plus que moi n'est porté à reconnaître cette philanthropique vérité :

Je n'aime point à voir l'excès de la misère.

Des esprits plus cultivés, plus profonds, plus observateurs que le mien, pourront peut-être donner à mes idées *un nom et un asile.*

Pour moi, je les crois vraies; et, craignant presque que l'on ne m'applique l'adage suivant :

« *Ce qui n'est chez le capitaine qu'une expression de colère, est chez le soldat un véritable blasphème.* » (SHAKESPEARE.)

J'ai l'approbation de ma propre conscience pour avoir accompli un devoir qu'elle me dictait, pour avoir fait ce que dit le poëte :

« Ce que vous avez fait, c'est ce que je peux » faire ; vos motifs étaient le bien de ma patrie; » Celui qui n'a fait qu'exécuter une volonté droite, » a mieux mérité que moi par mes actions. » (SHAKESPEARE.)

CHAPITRE V.

CAS A L'APPUI DES OPINIONS CONTENUES DANS CET OUVRAGE, ET PUBLIÉS DANS LA *Gazette médicale de Londres.*

—

PREMIER CAS.

Au rédacteur de la *Gazette médicale de Londres.*

Monsieur le rédacteur,

Quoique, depuis l'introduction de la vaccine, la petite vérole ne soit plus ce fléau universel qu'on redoutait jadis, cependant des cas de cette dégoûtante maladie se présentent encore de temps en temps. Ce doit donc être un motif de satisfaction pour la profession médicale de savoir qu'elle possède un moyen d'ôter à cette maladie la moitié de ses conséquences dangereuses, c'est-à-dire le pouvoir de défigurer ceux qu'elle frappe. Oui, c'est une satisfaction, et peut-être aussi un argument en faveur de la vaccination, de savoir que même l'inoculation échoue quelquefois à préserver une personne du retour de cette maladie sous sa plus redoutable forme. Le patient dont le cas est traité dans le présent article, ayant été, même après la vaccine, atteint de la petite vérole, je crois que l'expérience de mes confrères confirmera les faits suivants. Je n'ai point l'intention d'entrer dans le détail du traitement général de ce cas, mais de son traitement local et des conséquences dont il a été suivi.

Vers le dixième jour, mon patient, âgé de vingt-quatre ans, était fort épuisé par la maladie ; l'épiderme, par son adhérence aux draps, était enlevé de six à sept pouces sur chaque hanche, sur les jarrets et sur le dos. Je couvris ces surfaces dénudées, et les tins constamment couvertes d'une préparation de calamine. Dans quatre jours au plus, l'épiderme était rétabli, le pouls calme, l'appétit revenu, et le jeune homme fut rétabli plus vite qu'on ne l'est ordinairement. Pas une seule marque de petite vérole ne se voit sur les parties où l'épiderme était enlevé en si large étendue, et même les pustules immédiatement environnantes, qui furent nécessairement couvertes de la poudre, n'ont pas endommagé la peau. Je ne dirai point que ce procédé fût le résultat de longs et savants raisonnements, mais j'avoue qu'il ne fut pas non plus adopté sans réflexion. J'ai souvent pensé que tout traitement local et heureux enlèverait à la maladie ce qu'elle a de repoussant, et, comme conséquence, diminuerait le trouble général du système. L'immense surface de peau mise à vif, la suppuration, l'excessive sensibilité, tout me présentait l'apparence et les effets d'une brûlure, et raisonnant par analogie, j'essayai le même mode de traitement avec les heureux résultats ci-dessus relatés.

22. Lower Phillimore-Place, Kensington ; avril 1831.

H. GEORGE.

DEUXIÈME CAS.

Au rédacteur de la *Gazette médicale de Londres.*

Monsieur le rédacteur,

Le cas suivant est celui d'une petite fille, âgée de sept ans, du *Workhouse* (maison de travail) de Kensington.

Je la vis le troisième jour de l'éruption pour la première fois ; elle était confluente sur la face et sur plusieurs parties du corps, et là où l'éruption était la plus distincte, les pustules étaient en plus grand nombre. Je fis la ponction de plusieurs avec une lancette et les couvris de calamine. Le jour suivant, 26 avril, je trouvai les pustules de nouveau remplies ; le dérangement du système considérable. Avec des ciseaux j'enlevai, mais non complétement, la pellicule de beaucoup de pustules, et y appliquai encore la calamine.

27 avril. L'enfant souffre beaucoup. Une croûte s'est formée sur toutes les parties de l'épiderme mises à nu et couvertes de calamine. Mais la pellicule restée dans chaque pustule s'est attachée à l'épiderme et a produit d'autres pustules de forme et de grosseur variées, remplies de lymphe. La plupart de ces pustules où la pellicule de la première avait seulement été ramenée au centre, avaient à ce centre une peau saine et parvinrent à maturité. Une large pustule, privée de sa pellicule, guérit et laissa la peau parfaitement saine.

28 avril. J'enlevai encore l'épiderme d'un grand nombre de pustules et les couvris de calamine, ordonnant que la poudre fût constamment appliquée sur tout le bras, où je laissai les pustules à leur état naturel. J'avais observé que celles qui environnaient les parties où j'avais enlevé la pellicule avaient perdu l'efflorescence qui entourait leur base.

29 avril. L'enfant est assez bien. Toutes les pustules détruites hier ont repris la même apparence que celles du 27 ; l'efflorescence entourant la base de chaque pustule est beaucoup moins distincte.

30 avril. L'efflorescence entourant la base de

chaque pustule sur le bras où la calamine a été appliquée est entièrement disparue.

1er mai. L'enfant va bien. Plusieurs pustules et eschares ont été pansées hier par sa mère, avec ce résultat différent : la croûte s'est formée comme à l'ordinaire, mais la pellicule restante, au lieu de produire des pustules de formes irrégulières, est ridée, et jusqu'à présent reste attachée à l'épiderme.

3 mai. La suppuration est arrêtée sur toutes les parties du corps, excepté aux mains et à la plante des pieds, où les pustules sont laissées à leur état naturel. L'enfant a bien dormi toute la nuit; l'appétit est revenu.

4 mai. L'enfant est convalescente, son appétit devient vorace.

9 mai. L'enfant continue d'aller bien ; beaucoup de pustules cependant restent à la plante des pieds et aux mains.

13 mai. Le mieux se continue. Quelques pustules restent encore.

Des observations précédentes, il résulterait donc que :

1° Si l'on enlève avec soin la pellicule de chaque pustule, dès qu'elle est formée, et qu'on y applique la calamine, on en arrête complétement les progrès ; que si une partie de la pellicule demeure, elle s'attache à l'épiderme, et forme une pustule irrégulière, qui arrive à maturité. Ce fait prouverait-il la vitalité de l'épiderme ?

2° L'effet de la calamine d'effacer complétement l'efflorescence de la base de chaque pustule, m'engagerait en toute autre occasion, de l'appliquer sur toute la surface du corps, depuis le commencement de la maladie, dans l'espoir que sa propriété d'arrêter la violence des actions locales, pût aussi adoucir non seulement la maladie, mais encore prévenir la destruction de la peau. Je suis porté à croire que l'embarras d'un tel procédé est le seul motif qui nous empêche d'arrêter la maladie à son commencement ; car je ne puis considérer cette maladie que comme strictement locale dans son caractère, qui en fait une maladie de la peau. Le dérangement du système présente partout les phénomènes d'une irritation générale ; et le trouble plus intense qui a lieu vers le neuvième ou dixième jour, et nommé, jusqu'à présent, fièvre secondaire, est uniquement une aggravation de la souffrance dans tout le système, causée par la continuité de l'irritation locale. Quel exemple frappant des effets de la souffrance corporelle (sans l'existence d'une suppuration abondante) nous a été donné dans le dernier ouvrage de M. Travers ! Je crois ne pouvoir mieux conclure cet article qu'en citant la troisième section de son Ier chapitre : « Que la douleur, portée à un certain degré d'intensité, est d'elle-même mortelle. »

Je suis, monsieur le rédacteur,

H. GEORGE, médecin.

Kensington, mai 1831.

TROISIÈME CAS.

Au rédacteur de la *Gazette médicale de Londres.*

Monsieur le rédacteur,

Dans les communications que je vous ai adressées, il y a quelques mois, j'exprimai l'opinion que l'aggravation du mal, qui, dans les cas de petite vérole confluente, se produit du neuvième au douzième jour, doit être attribuée à l'appel fait aux forces de la constitution par la suppuration excessive qui alors a lieu, et par l'irritation produite par de larges portions de la peau à vif, en contact avec l'air extérieur. Le cas suivant, que je vous adresse, quoiqu'il ait eu une issue fatale, me paraît corroborer cette opinion.

John Grimslay, âgé de quarante ans, fut, le 16 février, saisi de rigidité et de nausées, etc. Le matin du 18, une éruption parut sur son front et ses membres. On le transporta à la maison des pauvres de Kensington. Je le vis là, le 21, pour la première fois. Il avait la figure fort enflée, et couverte d'une éruption de petite vérole confluente, ainsi que le reste du corps, excepté l'abdomen; les pustules étaient innombrables, et de larges et livides portions de la peau excoriée, se voyaient çà et là. Tel était l'état général du malade. Le ventre était libre; l'urine abondante; l'esprit calme; pouls 110; la gorge très douloureuse, et la déglutition très difficile. Voulant m'assurer si l'enflure du visage diminuerait par l'application de la calamine, j'en couvris le front et la moitié de la face, et prescrivis les médecines suivantes : La diète que j'ordonnai fut : thé, lait, bouillon, et, à son instante demande, une demipinte de porter.

♃ Liq. ammon. acet. ℥ jss; s. æther. nit. ʒ iij; sp. ammon. comp. ʒ jss; tr. hyos. ʒ ij; mist. camph. ʒ iijss. M. fr. Mist. quart. part. sextis horis.

♃ Hyd. sub. gr. ij; p. jalap. gr. viij; m. fr. pulv. h. s. s.

22 février. L'enflure de la face est beaucoup diminuée là où la calamine a été appliquée; la langue

est couverte de pustules ; pouls 116 ; le malade est plein d'espoir; la poudre a opéré énergiquement; grande flatuosité de l'abdomen, avec distension; urine abondante; salivation excessive et visqueuse; toux fréquente. J'ajoute un verre de vin à son régime.

Rep. mistur. cum add. conf. arom. ℈iv.

℞ P. ipecac. camp. gr. x; ft. pul. h. s. s.

23 février. La journée d'hier a été bonne; le malade a bien mangé; il a été fort agité pendant la nuit; le délire l'a pris; sommeil, suivi de repos. La figure est envahie par l'éruption, mais la partie couverte de calamine est beaucoup moins enflée. Urine abondante; pouls 120.

Rep. Mist. sed. add. amm. carb. ʒ ss; loco sp. amm. c. pulv. laxat. h. s. s.

24 février. La journée d'hier a été assez bonne, mais la nuit très agitée; délire; sommeil vers le matin; maintenant calme et repos. Depuis hier, tout le corps est couvert de calamine; le ventre deux fois soulagé. Demi-pinte de porter de plus ajoutée au régime.

℞ Amm. carb. ℈j; sp. æther. nit. ℥ss. Tr. hyosciam. ʒ ij. Fr. cinchon. camp. ℥ ss; decoct. cinchon. ʒ jvss. M. ft. Mist. cujus cap. quart. part. sextis horis.

25 février. La journée d'hier a été bonne; dormi

toute la nuit; paraît mieux à tous égards; les eschares d'éruption confluente, observées au début de la maladie, disparues, les parties qu'elles couvraient maintenant sèches et de bonne couleur.

Cont. mistur.

℞ Liq. opii. sed. gtt. xx; inf. rosæ, ℥ x; tr. card. c. ℥ j. M. ft. L. h. s. s.

26 février. Le malade va bien; la pellicule de chaque pustule paraît plus épaisse, et un peu de pus se touve dans toutes.

Cont. mistur. et haust. anod.

27 février. Bonne nuit; le malade est calme; il *se plaint* de la faim, mais ne peut avaler que des liquides; est presque suffoqué pour avoir essayé de boire trop vite un petit verre de *porter*. Cet effort a produit l'éjection d'une incroyable quantité de salive visqueuse, ce qui rend la déglutition plus facile qu'auparavant. Urine abondante.

Cont. medic.

28 février. A dormi presque toute la nuit; même état qu'hier.

Rep. mistur.

℞ Decot. aloes c. ℥ x; tr. sennæ, ℥ j ss. sp. æther. nit. ℥ j; aquæ puræ, ℥ ij, M. ft. L. mane primo s.

1er mars. Bon sommeil; point d'enflure aux

extrémités; ventre soulagé; guérison de toutes les pustules ouvertes sur le corps (constante application de la calamine); le malade a bon espoir; urine abondante; bon appétit; pouls rapide et faible.

℞ Extr. cinchon. ℈ij; ammon. carb. ℈j; fr. hyos. ʒij; decoct. cinchon. ℥v; fr. cinchon. c. ℥ ss. M. ft. Mist. cap. quart. part. sextis horis. Rep. haust. anod. lax.

2 mars. Le malade va bien; est tranquille; pouls rapide et faible; ventre point soulagé; j'ordonne un lavement.

Cont. mistur.

3 mars. A bien dormi toute la nuit; se plaint de la faim, mais ne peut la satisfaire. Pouls rapide et faible; esprit tranquille; guérison de toutes lès pustules ouvertes. Armé de ciseaux, je suis deux heures à enlever la pellicule des pustules; cela eût pu se faire quelques jours avant, je reculai devant une pareille tâche. Vingt-quatre heures d'un tel travail eussent fait disparaître chaque pustule de dessus le corps; mais ce travail ne peut être fait que par une main à un haut degré amie ou mercenaire.

Cont. medic.

Après-midi. Nul soulagement du ventre depuis le 1er mars. J'ordonne un lavement, et la potion laxative ordinaire de bonne heure le matin, à moins qu'il ne survienne une selle naturelle.

4 mars. Le laxatif a produit cinq selles liquides. Le malade est agité; les extrémités sont froides; le pouls très faible, l'esprit troublé, cependant le patient répond encore sensément aux questions. Abandonné à lui-même, les fonctions du cerveau ne se font plus régulièrement chez le malade. J'essaie d'enlever quelques croûtes de la face, et, réussissant au delà de mon attente, je découvre, sans causer la moindre douleur, la peau de tout le visage, que je saupoudre de calamine. Pour prévenir de nouvelles selles, je donne 20 gouttes de laudanum dans de l'eau-de-vie et de l'eau.

Dix heures après-midi. Le malade a succombé. Toute la surface du corps, jusqu'à ce moment, est demeurée couverte de calamine.

L'aspect général du corps est extraordinaire. D'innombrables pustules le couvrent encore; la pellicule de chacune est plus épaisse, dure et contient peu ou point de pus; quatre points de matière se voient sur la peau. Je puis dire que d'innombrables pustules sont parfaitement guéries, et pas une partie ulcérée ne se peut voir.

Les jambes ne sont pas, n'ont pas été un instant enflées. Quoique de larges eschares confluentes se voient partout, il est curieux d'observer combien l'éruption est distincte en d'autres endroits, bien que les pustules se touchent presque partout. Ce matin, la couleur vermeille de toute la surface était bien frappante; les eschares livides mêmes remarquées au commencement, sont rouges et parfaitement guéries. J'attribue ces apparences de santé (si je puis me servir d'une telle expression) à la diète généreuse et stimulante ordonnée, et aux médecines prescrites. J'attribue la mort à l'action du purgatif. Je ne fis point l'autopsie, pensant que la dissection des parties morbides ne saurait décider une telle question.

Quelques particularités eurent lieu dans ce cas; je ne puis ni m'empêcher de les rapporter, ni en déduire des conclusions plausibles. D'abord l'absence de pus dans la plupart des pustules, dans l'état avancé de la maladie; secondement, l'épaississement de la pellicule des pustules, dans cet état avancé.

Je remarque encore l'existence de l'appétit jusqu'au dernier moment, appétit douloureux, vu l'incapacité du malade à le satisfaire; la sécrétion régulière et même augmentée de l'urine; le sommeil naturel et réparateur, goûté souvent; la moiteur et la mollesse de la langue; toutes circonstances opposées à l'opinion que le trouble de la constitution dans cette maladie est l'effet de la fièvre; surtout quand on considère le genre de régime permis, la médication suivie depuis le commencement de l'attaque, qui, dans les cas de fièvre, même typhoïde, eussent promptement causé la mort, ou dérangé immédiatement tout organe ne fonctionnant plus.

Tout me fait croire que la vie de ce pauvre homme fut considérablement prolongée par les remèdes employés; et, en toute probabilité, qu'il eût pu être sauvé, si sa bouche et l'œsophage n'eussent été couverts d'une si épaisse éruption.

Henry GEORGE.

Phillimore-Place, Kensington, 7 juillet 1832.

Au rédacteur de la *Gazette médicale de Londres.*

Je rapporte le cas suivant en partie de mémoire, mais les faits généraux en sont exacts. Il offre la peinture d'une scène horrible, et nul langage ne saurait rendre complétement les combats et les souffrances du malade. Il subit certainement plus de douze attaques d'épilepsie, pendant le progrès de sa maladie.

Je suis, monsieur, etc.,

Henry GEORGE.

Phillimore-Place, Kensington, 10 août 1833.

QUATRIÈME CAS.

Le 27 juin, un jeune homme de vingt et un ans fut saisi d'une grave indisposition; rigidité dans les membres, douleurs à la tête et au dos.

Au commencement de la soirée du 28, quelques taches parurent sur sa figure et son corps. Il se coucha, passa une mauvaise nuit, et, le 29 au matin, je le visitai pour la première fois. Il délirait; sa voix et ses membres tremblaient, la langue était sèche et couverte d'une croûte d'un rouge brun; le pouls était à 120; le visage enflé et couvert de pustules varioliques. Le ventre avait été soulagé, et l'urine abondante. Nourriture; bouillon léger, *arrow-root*, etc. J'ordonnai les remèdes suivants :

℞ Liq. ammon. acet. ℨ iij; ammon. carb. gr. iij; sp. æther. nit. ℨ ss. Tinct. hyos. ℨ ss; æquæ puræ, ℥ j. M. f. haust. sextis horis sumend.

30 juin. La nuit a été passable ; près de deux heures de sommeil ; il mange ; la figure est plus enflée, ce n'est qu'une masse d'éruption ; ventre libre.

Cont. omnia.

1er juillet. Grande agitation hier toute la journée. L'aspect du malade est effrayant ; toute la surface du corps, à l'exception de l'abdomen, n'est qu'une masse d'éruption, et, excepté un petit espace sur chaque tempe, il n'y a pas une ligne d'épiderme qui ne soit enflée ; les oreilles mêmes sont couvertes par l'éruption, et toute la peau est d'un noir livide. Ce matin, il y a eu une violente attaque d'épilepsie, qui a duré quelque temps ; il a fallu cinq personnes pour tenir le malade. L'accès étant fini, je tâchai d'administrer un lavement contenant deux drachmes de laudanum ; mais, vu la violence des efforts du malade, la moitié fut perdue. J'ordonnai la médecine suivante, du vin mêlé avec du petit-lait, du bouillon léger, etc., pour nourriture :

♃ Amm. carb. ℨ ss. acid. cit. ℨ ss. P. ipec. camp. gr. xij. Sp. æther. nit. ℨ ij ; aq. puræ, ℥ iij. M. fr. cap. dim. stat. et post hor. 3 repet.

Dix heures du soir. A beaucoup mangé, et même avec avidité. Éprouve un autre accès d'épilepsie. A dormi un peu. Son aspect est lamentable : il tremble dans chaque membre ; il a la conscience de ce qui se passe autour de lui, reconnaît chacun, mais délire et parle comme un fou furieux. Copieuse éjection d'urine nerveuse; pouls très rapide; peau brûlante et moite. Je réussis à injecter un lavement contenant deux drachmes de laudanum, et ordonne le vin au petit-lait, le bouillon léger, pour être pris fréquemment pendant la nuit.

2 juillet. Le malade a dormi quatre heures cette nuit; il est encore bien agité, mais moins qu'auparavant. Urine copieuse. Injection saponacée. Nourriture continuée.

Dix heures du soir. Deux selles ont soulagé le ventre. Mêmes symptômes. Je renouvelle l'injection avec deux drachmes de laudanum.

3 juillet. A un peu dormi la nuit dernière. Rétention d'urine, la vessie remonte jusqu'à l'ombilic; j'introduis la sonde. Nourriture continuée; je couvre le corps de calamine et ordonne la médecine suivante :

℞ Ammon. carb. acid. cit. āā gr. xv ; sp. æther. nit. ʒ ss. Tr. cinch. c. ʒ j ; tr. opii, gtt. vj ; aq. puræ, ℥ x. M. f. haust. sextis horis.

Dix heures du soir. J'introduis la sonde.

Nouvel accès d'épilepsie pendant la journée.

Je passe sous silence les six jours suivants. Les médecines ont été continuées; la rhubarbe et l'huile de ricin données de temps en temps. Je suis obligé d'avoir recours à la sonde soir et matin, jusqu'au commencement du 6; le 7, une attaque de diarrhée est arrêtée par la craie et l'opium. Il fallut alors le surveiller soigneusement, car il montrait toutes les dispositions d'un homme qui veut se tuer. Le 5, l'abdomen était pris de tympanite.

9 juillet, dix heures du matin. Violente attaque d'épilepsie durant la nuit; présente en ce moment le plus horrible spectacle qui se puisse imaginer; se couche, et dans cette position, tremble de la tête aux pieds. Son visage est hagard, sinistre, on y lit les plus funestes intentions. Il reconnaît chacun, répond seulement aux questions, mais retombe bientôt dans des divagations. N'a pas fermé l'œil pendant deux jours et deux nuits; urine copieuse; ventre libre. D'innombrables pustules, ouvertes par les parents et les gardes-malades, sont maintenant guéries. Pas la plus petite partie de la peau mise à vif. Point d'enflure aux extrémités; la figure, entièrement dépouillée de sa pellicule (opération faite sans difficulté et presque sans douleur), n'est nullement enflée. Les yeux à présent sont ouverts;

les croûtes formées par la poudre disparaissent, et à leur place se voit une peau parfaitement unie. Un abcès de grande dimension, existant sous chaque orteil, ayant été ouvert, laisse échapper une matière putride, claire et mêlée de sang; il exhale une puanteur insupportable. J'ordonne de prendre immédiatement dix grains de savon et d'opium en pilules, et ensuite quatre grains de quatre heures en quatre heures, jusqu'à ce que le sommeil revienne; nourriture continuée, qui, pendant les deux ou trois derniers jours, n'a consisté qu'en bouillon fort, œufs, lait, *ale* (bière blanche), etc.

9 juillet, dix heures du matin. Le malade a pris dix pilules; a passé une nuit plus tranquille; le *tremblement* a cessé; a pris une cuillerée à bouche d'huile de ricin; nourriture continuée; pris des potions d'ammoniaque, etc., presque autant qu'auparavant.

J'arrive au 24 juillet. Pendant cet intervalle, bien des difficultés ordinaires ont été vaincues. A son instante prière, on lui donne de la viande chaque jour. Ce qui suit, je le rapporte entièrement de mémoire : toute erreur ne peut avoir lieu qu'au sujet du temps (un jour ou deux). Le 14, les croûtes formées sur la figure par la poudre ont entièrement disparu, laissant la peau parfaitement unie, d'une couleur vermeille, et, à l'exception du regard, l'expression du visage était celle de la santé. Depuis ce moment jusqu'à présent, des cavités se sont formées à la place de chaque pustule, et quand on les enlève, une légère dépression de la peau se voit à leur place : je ne doute point qu'elles ne disparaissent graduellement. Ce fut, je crois, une erreur de les enlever à mesure qu'elles se résolvaient, au lieu d'y appliquer plus de calamine et de les tenir plus longtemps à l'abri du contact de l'air. Mon anxiété pour son existence m'avait fait oublier sa figure; cela fut fait par les gardes-malades, qui, sans que je m'en aperçusse, lui frottèrent d'huile la figure. Hier, j'eus des raisons d'administrer un purgatif; il opéra deux fois. Immédiatement après la seconde selle, qui était liquide, il eut une attaque d'épilepsie (p. 103) des plus violentes. Après une consultation avec un médecin célèbre, les remèdes suivants furent ordonnés :

℞ Muriat. morphiæ, gr. j; acid. muriat. gtt. j; aq. dist. ℥ j. M. f. solut.

℞ Solut. morphiæ, gtt. x; decoct. cinch. ℥ x. Tr. ejusdem ℨ j. M. f. haust. sextis horis.

26 juillet. Une autre consultation a lieu. Point de retour des accès; mais le malade est agité; peu ou point de sommeil; l'urine, jusqu'à présent co-

pieuse, ne vient plus qu'en petite quantité et laisse beaucoup de sédiment.

℞ Ferri carb. ʒ ss : aq. puræ, ʒ x. M. f. sextis horis.

27 juillet. Paraît aller bien; a beaucoup uriné.

5 août. Le carbonate de fer a été continué jusqu'à deux scrupules. Point d'accès; prend de la force; les chairs reviennent; le ventre fonctionne chaque jour sans le secours de médecines; l'urine est abondante. L'appétit est vif, on le satisfait; l'esprit reprend sa force, mais extravague encore de temps en temps et est fort irritable.

22 août. Point d'accès. La force et les chairs sont revenues, mais l'esprit est fort agité; on se détermine à le séparer entièrement de sa famille dans une maison située à quelque distance. Le carbonate de fer a été continué jusqu'à présent.

25 août. Le changement de lieu semble avoir accru son irritabilité; il a pris en grande aversion la personne qui le soigne. Hier il a refusé toute nourriture; n'a point dormi de la nuit, et ce matin est dans le plus déplorable état. Ses doigts sont roides, sa peau froide et visqueuse, le pouls rapide, tremblement général, etc.

℞ Ammon. carb. gr. x ; sp. æther. nit. ʒ ij ; tr. opii, gtt. 40 ; tr. auran. ʒ ij ; aq. puræ, ℥ ijss. M. f. Mist. cap. dim. stat. et post hor. ij, rep.

26 août. A beaucoup mangé hier; bien dormi; est plus tranquille ce matin. Les potions suivantes, ordonnées hier dans l'après-midi, ont été continuées.

℞ Amm. carb. gr. vj; sp. æther. nit. ʒ j. Tinct. hyos. ʒ ss; aq. puræ, ℥ x. M. f. haust. sextis horis.

27 août. Grande amélioration.

28 août. Dans la consultation qui a lieu, les changements suivants dans la médication sont convenus. On discontinue le vin (qui était donné à la quantité de quatre ou cinq verres), et les médecines suivantes sont ordonnées :

℞ Ext. hyos. gr. iij; gom. camph. gr. j; ext. colci, gr. j. M. f. pil. h. s. s.

℞ Sp. æther. nit. ʒ j; tr. hyos. gtt. xx; mist. camp. ʒ v; inf. senn. ʒ vj. M. f. haust. ter. die.

30 août. A été très agité pendant la nuit. Ce matin, la face est d'un rouge ardent; maintenant elle est pâle; le malade a froid et se trouve dans un état de torpeur : les pupilles sont très dilatées; ne peut dire quelle heure il est ni qui nous sommes; pouls très rapide; il ne peut se tenir droit en marchant; ses mouvements sont brusques, son corps très courbé. Pendant ces deux jours il a été six fois à la selle, a uriné beaucoup. J'ordonne les

médecines suivantes, qui seront prises immédiatement, ainsi que du vin.

℞ Amm. carb. gr. vj. sp. æther. nit. ℥j; tr. hyos. ℥ss. auran. ℥j; aq. puræ, ℥ x. M. f. haust. sextis horis.

℞ Extr. hyos. gr. iij; pil. rhæi c. gr. vj; ol. carvi, gtt. j. M. f. pil. ij, h. s. s.

2 septembre. Mieux très sensible; a passé les nuits tranquilles; le ventre est libre. Hier, il a lu et compris quelques passages de journaux; est plus traitable, plus reconnaissant envers sa garde-malade.

Cont. omnia.

Août 1852. Ce jeune homme jouit depuis plusieurs années d'une santé parfaite, et n'est nullement défiguré par les marques de la petite vérole.

—

CINQUIÈME CAS.

Au rédacteur du *Times* et de la *Gaz. méd. de Londres*.

3 juillet 1852.

Monsieur le rédacteur,

Il y a quelques années, le rédacteur de la *Gazette médicale de Londres* eut la bonté d'insérer dans ce journal trois cas de petite vérole confluente dans lesquels j'indiquai les très heureux résultats obtenus par un mode particulier de traitement local. Si la valeur de la découverte (car ce fut certainement une découverte) doit être estimée par la somme de souffrances épargnées à nos semblables, et par la diminution du danger à courir dans cette terrible maladie, mes expériences ultérieures ne diminuent point cette valeur.

Il y a dans le cas suivant une particularité qui me fait en désirer l'insertion dans votre estimable journal. Aaron, juif d'Alexandrie et excellent médecin, le premier auteur qui ait écrit sur la petite vérole, dit, dans son *Traité sur cette maladie* : « Et cùm sunt digestæ (les pustules), jaceat patiens » super farinâ rizis et fumigetur cum foliis myrti » olivarumque, et *dessiccabuntur.* » Je crois avoir trouvé dans l'usage du camphre un équivalent tout aussi puissant pour adoucir le mal, et je vous assure que les avantages surpassent tout ce que j'en pouvais espérer.

Je suis, etc.

Henry George.

4, Hornton-Villas, Kensington.

Après deux ou trois jours d'indisposition sérieuse parut l'éruption variolique (4 mai). La malade était une jeune demoiselle d'environ vingt-quatre ans ; les symptômes généraux étaient fortement prononcés, la surface du corps avait un aspect annonçant une formidable attaque. J'ordonnai de couvrir tout le corps de poudre à poudrer (poudre à cheveux, il s'en trouvait dans la maison), et des médicaments propres à calmer le dérangement général du système. Le régime fut du bouillon, etc., et de légers cordiaux. Je la laissai aux soins de mon fils et la visitai de temps en temps. Le 11 mai, à cinq heures du matin, mon fils me pria de l'accompagner, car les parents lui avaient écrit que leur fille était mourante. Je la trouvai, en effet, dans l'état le plus critique. Elle était méconnaissable ; les paupières entièrement fermées ; la gorge excessivement enflée jusqu'aux clavicules, de manière à être presque de niveau avec le bord inférieur de l'os maxillaire inférieur. Le corps, les bras, les jambes n'étaient qu'une masse d'éruption : elle était alors assez tranquille quand on lui parlait, mais n'avait pas eu un instant de sommeil ni de repos d'esprit, le délire l'ayant prise toute la nuit. Le pouls était presque insensible, elle se sentait mourir : la déglutition était extrêmement difficile et douloureuse ; les trois dernières nuits s'étaient passées avec peu ou point de sommeil. J'ordonnai immédiatement un léger lavement contenant une drachme de laudanum. Je couvris la gorge de ouate de coton fortement saupoudrée de poudre fine de camphre (p. 109) ; une demi-once de la même poudre fut répandue entre les draps de son lit ; son régime fut : du bouillon léger, du gruau avec de l'eau-de-vie pris en petite quantité à de courts intervalles. Les médicaments furent : de l'ammoniaque avec extrait et décoction de quinquina, et un peu du sédatif de Battley, toutes les six heures.—Onze heures du matin. Sommeil profond, respiration aisée.—Quatre heures après-midi. Elle se réveille, reposée, calmée; elle prend un bouillon chaud et se rendort.—Neuf heures du soir. A mangé deux fois; est très gaie et dit se sentir dans un état de parfait bien-être.

Cont. omnia.

12 mai. A dormi presque toute la nuit; a mangé beaucoup; l'enflure de la gorge presque entièrement disparue; la déglutition n'est plus douloureuse. Son état actuel m'étonne quand je le compare à son état d'hier. On renouvelle la poudre de camphre entre les draps ; mêmes médecines ; diète fortifiante.

Neuf heures du soir. A beaucoup dormi; demande des aliments ; ne sent plus la moindre douleur.

Cont. omnia.

13 mai. A passé de nouveau une bonne nuit ; ne se plaint plus ; régime et remèdes continués ; on renouvelle le camphre.

18 mai. Elle se rétablit à vue d'œil ; la poudre à cheveux est toujours employée ; toutes les pustules sont guéries ; les yeux sont ouverts ; les traits redevenus naturels ; les pustules, quoique innombrables, sont toutes distinctes. J'ai enlevé les croûtes du visage ; le quinquina a été continué ; l'action du ventre est entretenue avec la coloquinte et la rhubarbe en pilules, et la diète est en partie solide à présent.

24 mai. La malade est convalescente ; nul changement de médication.

20 juin. Complétement guérie ; le quinquina est discontinué depuis le 25 mai.

N. B. Voici l'état que présentait la gorge de cette jeune personne le 25 juin : la peau avait sa couleur naturelle tout autour, aussi bas que les clavicules ; avec une règle on eût tracé la marge du mouchoir qui entourait le cou avec la poudre de camphre ; son dos, immédiatement au-dessous de cette marge, était couvert des marques vives d'innombrables pustules. Ce fait me conduisit, en cette occasion, à faire sur le visage l'application de la même poudre.

H. G.

SIXIÈME CAS.

Anne Minter, dix-neuf ans. L'éruption variolique se déclara le 7 juillet au matin, après quatre jours de cruelle maladie. J'ordonnai une médecine saline d'ammoniaque avec de la jusquiame, et je rendis le ventre libre.

8 juillet. Elle est assez bien ce matin; l'éruption, assez abondante, est parfaitement distincte sur le corps, mais confluente sur le visage, qui est très enflé; j'en couvre une partie de ouate saupoudrée de camphre pulvérisé, et recouvre le tout de taffetas d'Angleterre. J'ajoute à la médecine une décoction (p. 111) de quinquina, du bouillon, etc., pour régime.

10 juillet. A passé une nuit très agitée; se plaint beaucoup du mal de tête, est brûlante, est extrêmement faible; une rougeur érysipélateuse et foncée couvre le front et les paupières, qui sont très enflées : son lit était près d'une croisée ouverte;

la figure et tout le corps ont été couverts de calamine, et je continue le camphre sur une moitié du visage. Je fais prendre l'extrait et la décoction d'écorce toutes les six heures. Je permets le vin et beaucoup de bouillon léger.

11 juillet. Nuit passable, mieux réel; inflammation érysipélateuse arrêtée, et la couleur de la peau beaucoup moins livide.

Cont. omnia.

12 juillet. A dormi toute la nuit, se trouve très bien ce matin; continuelle application du camphre et de la calamine.

Cont. omnia.

14 juillet. A bien dormi, a bon appétit; se trouve bien à tous égards. Elle offre en ce moment un curieux aspect: le côté de la figure couvert de camphre est parfaitement uni, excepté un petit espace; l'autre côté est couvert de croûtes qui commencent à tomber. Je souris en l'entendant dire qu'*elle désirerait que j'eusse appliqué le camphre sur toute la figure.*

22 juillet. Cette jeune fille se porte parfaitement bien; sa force paraît peu diminuée.

2 août. Elle continue d'aller bien; le côté du visage couvert de camphre offre à peine quelques

traces de pustules et aucune cavité ne s'y trouve. Sur l'autre côté où l'application du camphre n'a pas été faite, les aréoles des pustules sont encore visibles et larges, et çà et là quelques cavités se voient sur la peau; quelques unes de ces aréoles sont couvertes d'une légère exsudation.

Je pourrais rapporter plusieurs cas plus ou moins sérieux que j'ai rencontrés dans ma pratique durant ces vingt dernières années, mais la répétition en serait fastidieuse. J'ai choisi ceux qui me paraissent présenter quelque intérêt particulier. Je puis affirmer que dans aucun cas la maladie n'a sérieusement affecté la constitution, et que dans beaucoup où il existait, soit une dyspepsie soit une hépatite, l'état général des patients a été grandement amélioré par le traitement que j'ai adopté.

CHAPITRE VI.

ARTICLES INSÉRÉS DANS LA *Gazette médicale de Londres* SUR L'USAGE LOCAL DU CAMPHRE.

PREMIER CAS.

Au rédacteur de la *Gazette médicale de Londres*.

Monsieur le rédacteur,

Depuis quelques années, j'applique à l'extérieur de la gorge, dans les cas de croup, un morceau de flanelle imbibé d'une forte solution de camphre dans de l'esprit-de-vin.

℞ Sp. vin. rec. ℥j; gom. camph. ℥ss.

L'effet de ce remède a été de soulager presque immédiatement l'action spasmodique, de donner le temps d'employer les *généraux*. Ce moyen procura une fois un soulagement immédiat à un enfant de quatre ou cinq ans pris d'attaques spasmodiques très fréquentes, et si violentes, que le pauvre petit patient, dans sa lutte contre la mort, sautait hors de son lit avec une force presque surnaturelle. J'ai usé du même traitement avec les plus heureux résultats dans des cas d'irritation de la trachée, et une fois, l'emploi immédiat de ce procédé a sauvé une malade d'attaques dont les progrès la menaçaient d'une phthisie laryngée. Je l'ai employé récemment sur tout le corps avec des avantages décidés dans deux cas, où, par suite de l'emploi erroné et continu du mercure et des purgatifs, les nerfs gastriques avaient acquis une telle sensibilité morbide, qu'elle produisait, à de certains moments de la digestion, un degré considérable d'irritation générale. Cette irritation dérangeait pour un temps toutes les fonctions du corps, et, une fois même, causa une légère attaque d'apoplexie. L'immédiat et frappant soulagement produit par l'application de ce remède, dans un cas de fièvre puerpérale, m'engage à vous donner les détails de ce cas.

Une femme d'environ trente ans, et dans le huitième mois de sa grossesse, reçut un violent coup de pied de cheval dans l'abdomen. Une longue indisposition en fut la suite, mais l'accouchement n'eut lieu qu'à l'époque naturelle. Cette malade fut assistée par la sage-femme de la paroisse, depuis le premier moment jusqu'au quatrième jour de la parturition. Les douleurs étaient vives et continuelles, mais sans résultat ; les eaux furent évacuées, mais, fut-ce accidentellement ou par l'effet des soins, c'est ce que je n'ai jamais pu savoir.

A ma première visite, je trouvai les os de l'utérus dilatés au point de permettre l'introduction de deux doigts, l'enfant présentait sa tête appuyée sur le bord du bassin. Je lui conseillai de rester tranquille et de cesser les stimulants et toute action corporelle, deux moyens jusqu'alors conseillés et employés sans pitié pour cette pauvre femme.

Au bout de vingt-quatre heures, la tête de l'enfant s'était quelque peu avancée à travers le bassin. Comme la force de la malade me paraissait peu diminuée, je ne voulus pas intervenir. Mais après que je l'eus quittée, ses douleurs devinrent atroces : d'horribles crampes s'emparaient des membres à l'approche d'une douleur utérine, et en arrêtaient la violence et la durée. Tel fut, pendant quelques heures, l'état de la malade. A ma visite suivante, je trouvai la tête de l'enfant avancée jusqu'au centre du bassin environ ; la mère était épuisée ; son pouls à 120 degrés. Une infusion de seigle ergoté fut alors administrée avec un très bon résultat ; car à ma seconde visite, c'est-à-dire après un intervalle de deux heures, je trouvai la tête de l'enfant si avancée, qu'entre cette tête et le périnée je pouvais aisément passer mon doigt. En peu de temps, les douleurs perdirent encore de leur violence et de leur fréquence. L'état de souffrance et d'épuisement de la malade me détermina à l'emploi immédiat du forceps, et je fis l'extraction d'un enfant que tout me portait à croire mort depuis quinze jours. Rien d'extraordinaire n'arriva jusqu'à la seconde nuit après l'accouchement, où elle fut prise de vomissements fréquents et de douleurs intenses dans l'abdomen, qui devint enflé et extrêmement sensible. Ce changement ne me fut connu que le matin suivant. Je trouvai alors l'abdomen aussi distendu qu'avant l'accouchement; grande prostration des forces corporelles et mentales; pâleur du visage avec une indicible expression de souffrance et d'anxiété; pouls entre 130 et 140 degrés, difficilement compressible. Les flatuosités l'étouffaient presque, et de temps en temps la faisaient vomir, ce qui aggravait cruellement ses souffrances; mais nul frisson n'accompagna l'attaque. J'ordonnai les médecines suivantes, et un morceau de flanelle trempé dans l'embrocation entoura tout l'abdomen, les reins et une partie du dos.

℞ Pulv. rhei, ℈j; aq. puræ, q. s. Ft. pilul. ij. Stat. sumend. quart. quaque hora rep.

℞ Potass. carbon. ʒ ss. Sp. æther. nit. ʒ j; tr. hyos. ʒ ss.; tr.

ammon. c. gtt. xxv; mist. camph. ℥ j. M. ft. haust. quart. quaque hora sumend. c. suc. limon.

℞ Camph. gom. ℥ ij; sp. vin. rect. ℥ iv; tr. opii, ℥ ij. M. ft. embroc.

Environ deux heures après l'application de ces remèdes, elle tomba dans cet état effrayant de dérangement nerveux dont le docteur Armstrong a fait une si vive peinture dans son *Traité de la fièvre puerpérale.* « Les légères aberrations de l'esprit, dit-il, étaient accompagnées de paroles prononcées à voix basse dans le délire, et promptement suivies d'une stupeur dans laquelle les patientes ont les yeux à demi clos. Il faut, pour les réveiller, parler à voix haute ; alors elles sortent en sursaut comme d'un sommeil troublé, prononcent quelques paroles vagues et rapides, et puis retombent dans ce même état de stupeur. » Ceux qui l'entouraient, alarmés de ce changement, m'envoyèrent chercher. Un médecin qui demeurait chez moi alla, pendant mon absence, visiter cette femme, et lui tira environ douze onces de sang de fort mauvaise couleur de rouille et déprimé au sommet de la masse. Elle se remit graduellement de cet état de stupeur, et quand le médecin la quitta, elle avait l'abdomen extrêmement sensible et aussi tendu qu'avant l'accouchement. Le pouls était à environ 130 degrés.

Je la visitai de nouveau trois heures après : dans cet intervalle, l'embrocation avait été de nouveau appliquée. Je trouvai l'enflure du ventre entièrement disparue, mais il était encore extrêmement sensible à la moindre pression; le pouls était à 120 degrés. Elle était retombée dans la stupeur; elle semblait n'être plus qu'un cadavre, et, outre les différents symptômes si clairement décrits par le docteur Armstrong, sa respiration était à peine sensible : nulle évacuation des voies basses. J'ordonnai de continuer les médecines et un lavement purgatif. Dans le cours de la nuit, des selles abondantes soulagèrent le ventre, la stupeur se dissipa, et la malade eut des intervalles de sommeil tranquille. Nulle tension de l'abdomen, le matin; pouls à 100 degrés. Le visage n'a plus son expression d'anxiété. J'ordonnai cinq gouttes de la liqueur opii sed. avec ℥j de spirit æther. nit., à prendre toutes les six heures; même régime de gruau épicé et mêlé d'eau-de-vie. Depuis ce moment jusqu'à ce jour (un espace de six jours), la malade a continué d'aller de mieux en mieux.

Je n'ai point l'intention de prolonger cette histoire par le détail des progrès de la convalescence. Qu'il me suffise de dire que les difficultés de ce cas furent combattues et surmontées par un mode de traitement dont l'objet était d'alléger l'irritation et de soutenir les forces du système. Mon seul désir a été de vous donner une juste idée de la gravité du mal et de la rapide diminution de l'enflure de l'abdomen par l'application du camphre, enfin l'adoucissement ultérieur de tous les symptômes qui semblaient menacer l'existence de cette femme.

Je suis, etc.,

Henry George.

Phillimore-Place, Kensington, 16 août 1831.

Au rédacteur de la *Gazette médicale de Londres*.

Monsieur le rédacteur,

Dans mon dernier article, je vous annonçai la convalescence de ma patiente, qui souffrait de ce qu'on appelle généralement une fièvre puerpérale. Quand je vous adressai mon article, la malade se plaignait quelquefois d'un malaise dans la jambe gauche, et dans la région de l'utérus. Encore sous l'impression de ce qui s'était antérieurement passé, je ne soupçonnai aucun accident ultérieur. Mais dans la matinée du 16, elle fut prise d'une atroce douleur dans le mollet de la jambe gauche, douleur qui s'étendit promptement sur tout ce membre, et affecta même l'intérieur du bassin. L'os pubis était fort sensible à la moindre pression ; depuis plusieurs heures, nulle selle n'avait soulagé le ventre. J'ordonnai une dose d'huile de ricin. Le soir, je trouvai la jambe malade extrêmement sensible, enflée, avec œdème autour de la cheville du cou-de-pied, sur le mollet, au côté intérieur de la cuisse et de la hanche, et toute la jambe entièrement pelée (ou blanchie). Cet état n'était pas celui de la jambe seulement, mais, plus ou moins, celui de tout le corps. La figure pleine d'anxiété ; pouls à 120 degrés et très faible. Quatre évanouissements, dans un jour, avaient suivi les plus légers mouvements tentés par la malade ; l'huile de ricin avait opéré trois fois. J'ordonnai 5 grains de pill. sap. c. opio, pour être pris immédiatement, avec 2 grains de sulfate de quinine. Ce dernier remède doit être pris de quatre en quatre heures, et la jambe être enveloppée dans une pièce de flanelle trempée dans la solution de camphre appliquée à l'abdomen, dans l'attaque précédente (1). Le matin du 17 août, elle me dit

(1) Le docteur Denman, dans son chapitre *De l'enflure aux jambes* (*Traité d'accouchement*), recommande une fomentation de camphre d'une drachme, mêlé à une once d'huile d'olive.

que l'application de la flanelle avait produit un soulagement presque immédiat ; elle s'endormit avant l'arrivée de la potion opiacée, qui fut cependant prise après, ainsi que les médecines pendant la nuit. Cinq heures de sommeil furent obtenues. La fomentation fut renouvelée, la quinine continuée ; pour aliments : gruau avec eau-de-vie, le bouillon léger. Le soir, il fallut soulager la vessie gonflée d'urine. J'ordonnai les pilules suivantes :

4 grains pil. sap. c. opio avec 8 gr. de coloquinte.

18 août. La malade a passé une excellente nuit ; pouls à 90 degrés, nulle augmentation d'enflure à la jambe, mais la malade se plaint de douleurs, au mollet de l'autre jambe, extrêmement sensible à la moindre pression. Les remèdes généraux sont continués ; l'embrocation appliquée aux deux jambes. Le soir, je trouve les intestins dans un état de forte irritation : huit ou neuf selles ont lieu ; en un mot, chaque prise d'aliments est suivie d'une selle. L'emploi de la sonde devient nécessaire. J'ordonne la potion suivante. Elle pouvait alors remuer les deux jambes avec une aisance parfaite : elles étaient encore sensibles à la pression, et la gauche, œdémateuse à la cheville. Nouvel emploi de la sonde.

℞ Confect. cardiac. ℈j ; confect. opiat. ℈j ; tr. card. camp. ʒj ; aq. cinnam. ʒx. M. ft. haust. statim sumenda.

19 août. A dormi la meilleure partie de la nuit; se plaint peu de douleurs, remue facilement les membres; la pression est toujours un peu douloureuse, l'œdème persiste à la cheville de la jambe gauche. La sonde encore employée soir et matin.

℞ Liq. potass. ʒj ; confect. cardiac. ℈iv ; spir. æther. nit. ʒij ; decoct. cinchon. ℥v ss. M. ft. mist. capt. quart. part. sextis horis. Pil. sap. c. opio. gr. v. h. ss.

Elle continue d'aller mieux de jour en jour. Le 25 août, elle fut portée sur une chaise au *Workhouse*, et le 27 août, se trouvant mal dans cette maison, elle se rendit, à pied, chez elle, à une distance d'environ un quart de mille, cela sans trop de difficulté, et cet exercice ne lui a pas fait le moindre mal.

Je suis, etc.,

Henry GEORGE.

22, Lower Phillimore-Place, Kensington.

Au rédacteur de la *Gazette médicale de Londres.*

Monsieur le rédacteur,

Dans mon dernier article, j'ai avancé l'assertion

que la maladie appelée fièvre puerpérale, peut quelquefois être arrêtée dans son cours par un mode de traitement entièrement opposé à celui indiqué par les docteurs Armstrong et Gordon, etc., comme le seul capable de procurer au moins quelque espoir de soulagement. J'avançai aussi cette assertion, conséquence de la première, que cette extrême sensibilité de l'abdomen, sa forte distension, la circulation désordonnée du sang, l'abattement du système nerveux; que tous ces symptômes, dis-je, peuvent exister après l'accouchement, et ne dépendre point de cette espèce d'action inflammatoire qui doit être soulagée par d'abondantes saignées, d'abondantes évacuations, et qu'enfin cette maladie, appelée phlegmasie douloureuse, peut aussi être arrêtée à son début par l'application locale d'une très forte solution de camphre. L'expérience que j'ai des immenses avantages de l'application locale de ce remède dans quelques maladies m'a donné la forte conviction qu'il est susceptible d'une application très étendue.

Outre plusieurs maladies, j'en hasarderais l'usage dans les cas de choléra, certain qu'il serait un précieux auxiliaire pour résister à cette maladie terrible.

Je crois, de même, que dans plusieurs maladies des organes essentiels aux fonctions vitales, dont les plus frappants caractères sont l'action spasmodique et l'irritation nerveuse, ce même remède produirait un soulagement immédiat, un des plus grands avantages étant ses effets presque instantanés. Dans le cas suivant, que vous serez peut-être assez bon pour publier, j'ai la plus intime conviction que le malade ne dut qu'au camphre de ne pas descendre au tombeau.

Je suis, etc.,

Henry GEORGE.

22, Lower Phillimore-Place, Kensington. Septembre 1831.

DEUXIÈME CAS.

Une enfant de trois semaines seulement, nourrie par sa mère, fut, le 24 septembre, prise d'une violente diarrhée, les selles étaient fort rapprochées, et chaque lange paraissait avoir été trempé dans un mélange d'eau et de safran. Les déjections ne contenaient nulle matière solide, et chacune succédait à l'autre avec une soudaineté et une violence qui pour moi étaient jusqu'alors sans exemple. La mère m'assura qu'une fois, pendant que la nourrice changeait les langes de l'enfant, une action soudaine du ventre eut lieu, et que la matière fut lancée à plus de trois pieds de distance. Malgré mes constants efforts, le système nerveux fut bouleversé vingt-quatre heures après la première attaque de diarrhée ; l'enfant eut des convulsions, dont les accès augmentèrent d'intensité et de fréquence pendant quelques heures, jusqu'à ce qu'enfin les convulsions se suivirent presque sans interruption, et réduisirent l'enfant à un état tel que ses parents eux-mêmes désiraient voir la mort mettre un terme à ses souffrances.

Ce fut alors que j'appliquai la lotion camphrée suivante à l'abdomen et aux reins :

Gomm. camph. ℥ss ; sp. vin. rect. ℥j.

Et le soir de ce jour, 26 septembre, j'observai que l'enfant eut peu d'attaques, et dormit de temps en temps d'un sommeil calme. Je renouvelai la lotion ; comme l'enfant ne pouvait avaler, je l'abandonnai à la nature.

Le matin du 27 septembre, j'appris que l'enfant avait dormi presque toute la nuit, s'éveillant de temps à autre, et paraissant sensible à la lumière et au son. Cependant elle était toujours incapable d'avaler, très faible, mais n'avait presque plus d'attaques convulsives. J'ordonnai des lavements de lait et de sirop ammon. c. toutes les deux heures. Le soir, on me dit qu'elle avait passé une journée fort tranquille. Elle avait beaucoup uriné, mais n'avait pas eu de selle depuis seize heures. Elle paraissait beaucoup mieux. Je me hasardai, et réussis à lui faire prendre une cuillerée à thé d'huile de ricin, avec deux gouttes de laudanum, et ordonnai deux grandes cuillerées de lait, de deux heures en deux heures, toute la nuit. Le matin du 28 septembre, l'enfant était sensiblement mieux, elle avait pris le lait ordonné; l'huile de ricin avait abondamment opéré (les matières étaient verdâtres). Elle avait dormi avec calme toute la nuit sans la moindre convulsion. Je répétai l'huile de ricin et le laudanum, le lait, et ordonnai qu'on présentât de temps en temps le sein à l'enfant. Le soir, je la trouvai beaucoup mieux et pouvant avaler, mais le ventre n'avait pas agi. J'ordonnai une seconde prise d'huile de ricin, le matin, s'il était nécessaire, le même aliment de lait, avec une goutte de sel volatil à chaque fois, l'enfant n'ayant pu prendre le sein.

29 septembre. Le ventre a été soulagé par quatre selles pendant la nuit, la dernière était toute

naturelle ; l'enfant avait avidement pris le sein, et bien dormi toute la nuit.

30 septembre. Le ventre est libre, l'urine copieuse, la langue propre et humide, l'appétit naturel ; mais l'enfant a éprouvé plusieurs secousses nerveuses, et les doigts de chaque main sont rigides, l'abdomen est très dur, très distendu. Je renouvelle le camphre, et ordonne la médecine suivante, ainsi qu'une nouvelle dose d'huile, si elle est nécessaire.

℞ Liq. potass. m. xvj.; tr. hyos. m. xvj. Syr. aurant. ʒ ij ; aq. puræ, ʒ vj. M. f. Mist. cop. min. sextis horis.

1er octobre. L'abdomen a perdu toute sa rigidité, le système nerveux est calme, les doigts ont aussi perdu leur rigidité ; l'enfant a toute l'apparence de la santé.

3 octobre. Nulle selle n'a soulagé le ventre depuis quelques heures ; l'enfant est tombée par degrés dans un état de stupeur ; elle est très pâle, et tient les yeux demi-ouverts ; elle est sensible au son, mais après un réveil soudain, elle retombe dans son état d'insensibilité ; l'abdomen enflé et dur à l'excès ; évacuation d'urine ; j'ordonne les médecines suivantes :

℞ Conf. card. gr. xx ; pulv. jalap. gr. x ; inf. sennæ, ℥ j ss. ; tr.

hyos. m. vj ; sp. æther nit. m. x. M. ft. sennat. coch. ij min. secundis horis.

Le camphre est renouvelé. Le soir, l'enfant était beaucoup soulagée ; plus de stupeur ; le ventre soulagé par des selles et disparition entière de l'enflure de l'abdomen. L'enfant étant incapable de prendre le sein, je prescris qu'on lui donne du lait de deux heures en deux heures, toute la nuit.

4 octobre. L'enfant a recouvré sa connaissance et a bien dormi ; grand trouble d'entrailles ; les selles fort légères et tout à fait liquides ; l'enfant est fort abattue.

℞ Pulv. contrayervæ camph. gr. xxiv ; grem. acac. gr. xvj ; aq. puræ, ℥j ss. M. ft. Mist. capt cj. min. sextis horis.

5 octobre. La matière des selles est devenue solide ; elles sont beaucoup moins fréquentes ; l'enfant est sensiblement mieux ; elle a pris de nouveau le sein ; a dormi la plus grande partie de la nuit ; le système nerveux est calme.

Mêmes remèdes.

8 octobre. L'enfant continue d'aller bien. Le *contrayerva* est continué de six en six heures.

Dans ce cas, je suis persuadé que l'enfant a dû la vie à la cessation des convulsions qui suivirent immédiatement l'application du camphre. Les plus vives expressions peindraient à peine l'état de souffrances où la maladie avait réduit cette pauvre petite créature. Sa situation me frappa surtout le 3 octobre. Le ventre tuméfié, et, si je puis m'exprimer ainsi, la paralysie du système nerveux, me rappelèrent ma malade et sa fièvre puerpérale au moment de sa maladie, où l'abdomen était aussi distendu qu'avant l'accouchement : la disparition de l'enflure dans les deux cas étant suivie de soulagement. Les douleurs subséquentes, je les regarde comme les simples effets de l'indigestion. Ceci peut sembler une cause peu importante à citer comme produisant des résultats si compliqués et souvent si funestes ; mais quand on considère le caractère de la première attaque, les violentes convulsions qui durèrent plusieurs heures, on peut aisément comprendre que les organes digestifs étaient incapables de fonctionner, et que le système nerveux se trouvait prédisposé aux plus dangereux désordres, s'il survenait la moindre cause d'irritation.

Au rédacteur de la *Gazette médicale de Londres.*

Monsieur le rédacteur,

Mes derniers articles contenaient quelques

exemples frappants des puissants effets produits par l'application locale du camphre.

J'ai aussi des motifs pour croire que son influence s'étend même à l'action du cœur, et, à l'appui de cette idée, je citerai le cas suivant.

TROISIÈME CAS.

Un enfant souffrant d'une affection particulière du cerveau tomba dans cet état de stupeur qui résulte généralement d'une affection dans les cavités. Voici l'état de l'enfant quand je me déterminai à essayer les effets du camphre sur le cœur. Il était étendu sur son lit, sans connaissance, la figure légèrement colorée; ses yeux étaient tournés, les pupilles dilatées; le pouls avait environ 64 pulsations par minute, intermittent à la quatrième pulsation. J'enveloppai les parties antérieure et postérieure de la poitrine d'un morceau de flanelle trempé dans la lotion camphrée suivante :

℞ Gom. camph. ℥jss ; sp. vin. rect. ℥iij. M. f. solut.

En moins de cinq minutes, l'enfant, qui depuis quelque temps était sans connaissance et immobile, devint pâle, se mit à se plaindre, s'agita et donna toutes les marques de la douleur ; son pouls était tellement rapide, qu'il était impossible d'en compter les battements. Ces symptômes augmentant, j'enlevai la flanelle de dessus la poitrine ; l'enfant alors retomba dans l'état où il était avant l'application de la lotion camphrée et mourut environ vingt-quatre heures après. Je n'avais nul espoir de sauver le pauvre enfant en faisant l'expérience ; mais son état désespéré me semblait justifier cette expérience. Je n'ai point l'intention d'indiquer dans quelle condition particulière du système ou du cœur lui-même cette application peut être utile, mais j'en conçois beaucoup, et je crois que mes espérances ne seront pas trompées, quand mon procédé sera de nouveau soumis à l'épreuve de l'expérience.

J'ai récemment employé la même application locale dans un cas de gonorrhée dormante. Une maladie antérieure avait produit une excessive faiblesse que chaque paroxysme du mal nouveau aggravait considérablement. Trois semaines à peu près se sont écoulées depuis l'application, et depuis nul paroxysme n'a eu lieu. Ayant constaté par des expériences répétées l'immense valeur de cette application, et en ayant obtenu d'heureux effets dans des maladies ayant quelque analogie avec le choléra, j'en conseillerais avec quelque confiance l'usage dans cette dernière maladie. Si un cas de choléra s'offrait à moi, je n'hésiterais pas à envelopper tout l'abdomen depuis le cartilage ensiforme jusqu'à l'os pubis, et les parties correspondantes du dos avec un morceau de flanelle trempé dans une solution de camphre, et j'espérerais de très heureux résultats de ce procédé. Car je crois que ce remède pourrait tout au plus être nuisible dans les cas où le système nerveux est entièrement dépourvu de force, mais non dans ceux où ce système est dans un état morbide.

Je suis, etc.

Henry GEORGE.

Kensington, 14 décembre 1831.

—

DU TRAITEMENT DU TÉTANOS TRAUMATIQUE.

Au rédacteur de la *Gazette médicale de Londres.*

Monsieur le rédacteur,

Tout remède local ou autre qui, dans une aussi redoutable maladie que le tétanos traumatique, produit quelque soulagement positif, me semble valoir la peine d'être mentionné. Le soulagement momentané de douleurs spasmodiques obtenu par l'application locale du camphre fut, dans le cas suivant, très remarquable, trop remarquable, en effet, pour ne pas me laisser la ferme conviction que c'était là un puissant auxiliaire aux remèdes généraux qui furent employés. L'opinion de M. Abernethy, qui affirme que les nerfs ganglioniques contribuent à la production de cette maladie, me porta à faire usage du camphre dans cette circonstance. Une longue expérience m'a prouvé le pouvoir de ce remède pour arrêter les plus violentes irritations. Dans son *Essai sur l'origine constitutionnelle des maladies locales*, Abernethy remarque : « En concluant, je désire fixer l'attention des médecins sur l'état des intestins dans les cas de tétanos. Quelquefois l'apparition de cette maladie, après que la blessure qui l'a produite est guérie, semble indiquer que les effets produits par l'irritation de cette blessure subsistent encore. Il a été clairement démontré, je crois, qu'une irritation locale peut troubler les organes digestifs, lequel trouble, continuant et aggravant l'affection du sensorium, peut produire le tétanos lors même que la blessure n'est plus susceptible d'irritation. »

L'insertion du cas suivant dans la *Gazette médicale* obligera votre serviteur, etc.

H. GEORGE.

4, Horston-Villas, Kensington. 20 février 1846.

—

QUATRIÈME CAS.

Madame ***, âgée de cinquante-cinq ans, tomba, le 31 décembre, du haut d'un escalier sur le pavé. La hauteur était d'environ dix pieds. Elle demeura quelques minutes sans connaissance, étant blessée à la tête et au front, et perdant beaucoup de sang. On la mit au lit, où elle passa la nuit agitée de corps et d'esprit, souffrant de cruelles douleurs dans tout le corps et prise de frissons répétés dans tout son corps. Le jour suivant, elle se trouva dans l'état le plus déplorable. Une médecine apéritive fut prise et opéra.

2 janvier. Se trouve un peu mieux. Le 3, elle prit une seconde médecine apéritive, qui opéra, mais elle fut très agitée, très mal à l'aise.

5 janvier. A passé une nuit très agitée; s'est réveillée avec une douleur aiguë dans le côté droit de la figure : il lui semble que la mâchoire inférieure a été arrachée de sa place, cependant elle

pouvait encore ouvrir la bouche. Le 7, elle fut plus mal à tous égards, et le 8, elle m'envoya chercher. Elle avait les mâchoires fermées fortement; son pouls était à 130; elle se plaignait de douleurs aiguës dans l'estomac, au derrière du cou, dans les épaules et tout le long de l'épine dorsale. La déglutition était des plus douloureuses. Son esprit était cependant très lucide et ses blessures en bonne voie. Elle a perdu deux dents, ce qui lui permet heureusement de prendre de la nourriture et des remèdes. J'ordonnai les médecines suivantes :

℞ Calom. gr. iv; argent. oxyd. gr. j; extr. col. c. gr. xij. M. et divid. in pil. iv; sum. ij, statim et post hor. vj; rep. cum haust. sequent.; haust. sal. cum pulv. Doveri, gr. vj.

9 janvier. Nuit très agitée; mêmes symptômes qu'hier; la mâchoire, plus rigide et plus douloureuse, si c'est possible. Aliments : bon bouillon, vin, eau-de-vie, etc.

℞ Calom. gr. ij; p. ipec. c. gr. v; argent. oxyd. gr. j. M. ft. pulvis tertiis horis.

Un purgatif salin sera pris après la troisième dose.

Neuf heures du soir. Selles abondantes; déjections noires; la malade s'en trouve soulagée, mais au reste son état n'a guère changé. La mâchoire est immobile, et les douleurs causées par un spasme violent sont extrêmes ; elles s'étendent jusqu'à la clavicule. Pouls moins rapide, environ à 120. Je fais tremper dans l'embrocation suivante un morceau de flanelle assez grand pour envelopper tout l'abdomen et les reins.

Camphor. ℥j ; sp. vin. rect. ℥ij.

Je prescris les médecines et le régime suivants : vin, bouillon, etc.

℞ Liq. potass. m. xx ; decoct. cinchon. ʒ iij ; sp. æther. nit. ʒj ; acid. hyd. ail. m. iij ; liq. opii sed. m. iv ; liq. arsen. m. j ; aq. cinn. ℥j. M. ft. haust. sextis horis cap. c. pil. sequent.

℞ Calom. gr. ss ; argent. oxyd. gr. j ; extr. col. gr. iij. M. ft. pil.

℞ Mag. sulph. ʒ ij ; tinct. sem. et tinct. rhei. c. āā ʒ iij ; infus. rhei ℥j. Ft. haust. mane.

10 janvier. A dormi un peu ; n'a plus la moindre douleur dans l'estomac ni le dos ; relâchement considérable du spasme des mâchoires. J'introduis facilement l'index entre les dents ; la malade avale avec beaucoup moins de douleur ; pouls à environ 110 ; selle abondante, noire et bilieuse.

Cont. haust. ton. et pil. sextis horis.

℞ Calom. gr. ij ; extr. col. c. gr. vj. Ft. pil. h. s. s. Purgatif salin le matin.

11 janvier. Nuit d'insomnie ; mâchoires parfaitement closes ; cependant les douleurs sont moins

générales qu'hier. J'applique encore le camphre, continue les mêmes médecines et le même régime, et augmente la quantité de vin.

14 janvier. J'introduis encore l'index dans la bouche de la malade; les souffrances générales ont cessé, mais la transpiration est excessive, ainsi que la chaleur de la peau. Elle se plaint d'une grande faiblesse; forte odeur mercurielle. Nul changement de remèdes ni de régime depuis le 11. Pouls faible et très rapide.

℞ Acid. sulph. d. m. xxv ; tr. lyttæ, m. xv ; dec. cinchon. ℥ iij. tr. cord. c. ʒ cj ; aq. cinn. ℥ ij. M. ft. Mist quart. part. sextis horis c. pil.

℞ Argent. oxyd. gr. jss ; pulv. rhei, q. s. Ft. pil.

℞ Pil. sap. c. opio, gr. iv ; quin. dis. gr. ij. Ft. pil. h. ss.

16 janvier. Les sueurs continuent; mais d'ailleurs la malade est beaucoup mieux. Débilité extrême; relâchement des mâchoires, pouls à environ 90. Continuation des médecines du 14. Le purgatif est pris tous les jours. J'augmente la quantité de vin.

17 janvier. Plus de sueurs; chaleur de la peau devenue naturelle; mâchoire plus ouverte; pouls à environ 88; usage quotidien du camphre.

℞ Extr. cinchon. gr. viij ; decoct. cinchon. ℥ j ; tr. lyttæ, m. v ; liq. arsen. m. ij ; liq. opii sed. m. iv ; tr. card. c. ʒ j ; aq. cinn. ʒ ij. Ft. haust. sextis horis, haust. purg. mane.

19 janvier, neuf heures du matin. Nuit très bonne, et la malade, à tous égards, est beaucoup mieux.

Neuf heures du soir. La médecine a opéré six fois et produit un grand abattement. La malade est tombée dans un sommeil agité; s'est éveillée avec une roideur et des douleurs dans toute la longueur de la colonne vertébrale, particulièrement dans les vertèbres lombaires. Les mâchoires encore fermées; grande pesanteur dans les deux bras ainsi que picotement. Pouls très rapide. Je continue l'écorce, le camphre, cesse les laxatifs et prescris les pilules suivantes :

℞ Quin. dis. gr. ij ; pil. sap. c. opio ; gr. vj. Ft. pil. stat. sum.

J'applique une bande d'emplâtre de belladone sur toute la longueur de l'épine dorsale.

20 janvier. A dormi cinq heures; n'a plus de douleurs; pouls environ 90. Mêmes médecines et régime qu'hier, à l'exception des pilules pour la nuit.

31 janvier. Mieux à tous égards; pouls environ à 70.

9 février. Mêmes remèdes jusqu'à ce jour; ma malade est en convalescence. Les 5 et 6 février, un violent mal de tête suivit le soulagement du ventre

et fut promptement guéri par l'application du camphre à l'abdomen.

Remarques.—Dans ce dernier cas, le soulagement produit par l'usage du camphre n'est nullement exagéré ; chaque application (et il y en eut beaucoup) produisit le même bien. Il est à peine nécessaire de remarquer les premiers avantages obtenus par l'heureuse neutralisation des symptômes compliqués et des souffrances qui menaçaient la malade de tétanos; neutralisation qui permit l'usage de remèdes (certainement énergiques) dont l'influence s'exerça sur la constitution. Les violentes céphalalgies qui deux fois suivirent l'action purgative furent, j'en ai la ferme conviction, guéries par l'application du camphre sur l'abdomen et les reins. Ce fait, assurément, ne contredit en rien les conjectures de M. Abernethy. Ces céphalalgies étaient fort sérieuses, et la dernière fut accompagnée d'un soudain et notable décroissement de l'action du cœur, et fit tomber le pouls environ à 50. L'oxyde d'argent, remède qui, je le crois, ne doit pas être légèrement employé, fut choisi par moi en cette occasion, plutôt pour la facilité que présente son usage que pour sa vertu médicale, que je ne crois pas plus grande que celle du nitrate d'argent. Je ne puis dire si les effets particuliers du calomel aidèrent à l'adoucissement du mal, mais ce qu'il y a de certain, c'est qu'ils n'aggravèrent pas les symptômes. Le docteur Parry, de Bath, avait quelque confiance dans les effets généraux de ce remède ; mais son traitement avait presque toujours un résultat fatal pour ses malades.

CINQUIÈME CAS. — ENFANT QUI VÉCUT CINQ SEMAINES AVEC UNE IMPERFORATION CONGÉNITALE DU RECTUM. (Extrait de la *Gazette médicale.*)

Un enfant mâle, né le 10 mai 1849, parut fort agité le troisième jour de sa naissance ; il vomit plusieurs fois et n'avait point encore évacué le méconium, quoique l'huile de ricin, la rhubarbe et le jalap lui eussent été donnés. En examinant cet enfant, je trouvai le *rectum* fermé environ un demi-pouce au-dessus de l'anus, mais nulle rigidité ou protubérance ne se trouvant dans l'intérieur de l'intestin, l'action médicale ne dut pas intervenir dans ce cas, dont la nature fut expliquée aux parents.

La fomentation suivante fut appliquée sur un morceau de flanelle autour de l'abdomen ; pour aliments, lait coupé d'eau.

♃ Sp. vini rect. ℥ j ; camphoræ, ℥ ss.

14 mai. L'enfant est parfaitement tranquille depuis l'application du camphre, qui était renouvelé chaque jour. Cet état de choses dura dix jours; ce prolongement d'existence chez cet enfant, l'état complet de bien-être où il était (car il prenait régulièrement et avec plaisir sa nourriture et dormait bien) firent désirer à ses parents une nouvelle visite de médecin. Sir Benjamin Brodie déclara qu'il n'y avait rien à faire ni à espérer.

Le 11 juin, je présentai cet enfant à sir B. Brodie, qui répéta que c'était là un cas désespéré.

Le 12 juin, l'enfant fut agité, et le 14 il mourut d'une rétention d'urine.

L'autopsie montra une absence complète de méconium, des matières nutritives saines dans l'intestin, et une distension considérable de la partie supérieure de l'urètre. Le rectum, depuis l'orifice externe, n'était nullement obstrué dans une longueur d'environ un demi-pouce, et n'existait pas à l'extrémité du côlon, qui se terminait par un sac sans issue.

FIN.

TABLE DES MATIÈRES.

www.ingramcontent.com/pod-product-compliance
Ingram Content Group UK Ltd.
Pitfield, Milton Keynes, MK11 3LW, UK
UKHW012224240726
13966UKWH00003B/934